How to
Carry
What Can't Be
Fixed

A Journal for Grief

伴你走过低谷

悲伤疗愈手册

[美] 梅根·迪瓦恩 著
(Megan Devine)

唐晓璐 译

机械工业出版社
CHINA MACHINE PRESS

图书在版编目（CIP）数据

伴你走过低谷：悲伤疗愈手册 /（美）梅根·迪瓦恩（Megan Devine）著；唐晓璐译 . —北京：机械工业出版社，2023.6

书名原文：How to Carry What Can't Be Fixed: A Journal for Grief

ISBN 978-7-111-73282-2

I. ①伴… II. ①梅… ②唐… III. ①精神疗法 – 手册 IV. ① R749.055-62

中国国家版本馆 CIP 数据核字（2023）第 100720 号

机械工业出版社（北京市百万庄大街 22 号　邮政编码 100037）
策划编辑：朱婧琬　　　　　　责任编辑：朱婧琬
责任校对：牟丽英　　卢志坚　　责任印制：单爱军
北京联兴盛业印刷股份有限公司印刷
2023 年 9 月第 1 版第 1 次印刷
170mm×230mm·13 印张·2 插页·70 千字
标准书号：ISBN 978-7-111-73282-2
定价：79.00 元

电话服务　　　　　　　　　　网络服务

客服电话：010-88361066　　机　工　官　网：www.cmpbook.com
　　　　　010-88379833　　机　工　官　博：weibo.com/cmp1952
　　　　　010-68326294　　金　书　网：www.golden-book.com
封底无防伪标均为盗版　　机工教育服务网：www.cmpedu.com

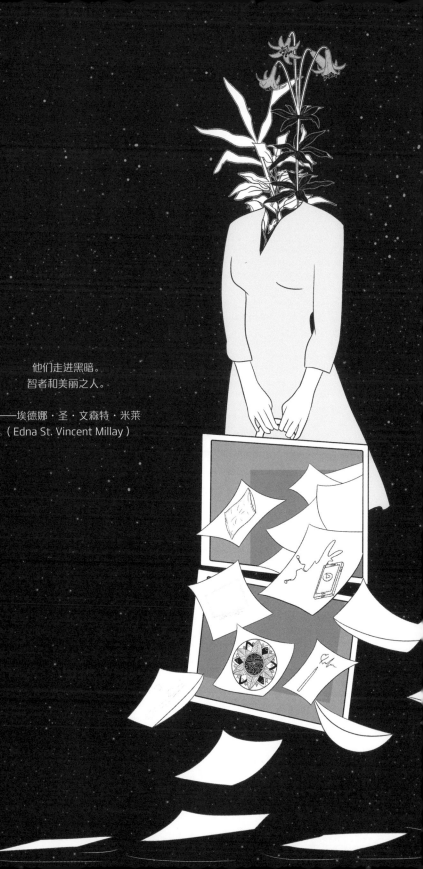

他们走进黑暗。
智者和美丽之人。

——埃德娜·圣·文森特·米莱
（Edna St. Vincent Millay）

目　录

引言

通过本书找到你应对悲伤情绪的方法

我们很清楚，面对悲伤只有两个选择：要么把自己完全推向情绪的另一边，让悲伤"终结"，这样就可以重获"快乐"；要么"深陷"其中，把自己锁在一间漆黑的屋子里，终日不修边幅，在角落里哭泣颤抖。

对于我们的内心来说，这仿佛是一场要么通过要么就不及格的考试。

治疗悲伤的疗法很多，例如放下过去，借助积极思考的力量等。仿佛每个人都认为你的悲伤是一个亟待解决的问题，然而将悲伤当作某种疾病来对待其实于事无补。

悲伤从不是一个待解决的问题，而是一段需要背负的经历。

若想从悲伤中挺过来，你需要找到将之妥帖安放的方法——在"一切安好"和"无可救药"这两种极端情绪中间找到一个平衡点。你需要一些工具，在经历失去的同时，去搭建你的人生，而不是试图让那份"失去"消失不见。

尽管这听起来好像是天方夜谭，但你确实可以从悲伤中恢复过来。虽然这一过程并不总是充满阳光和玫瑰，也非轻而易举之事。我在本书中提供的所有方法旨在帮助你与悲伤建立起一种联结，帮助你学习如何去承受和背负它，最重要的是，我希望在经历了这一切之后，你依然能够善待自己。

如何使用这本书

把它当成一本日记，你要诚实地讲述有关悲伤的一切。在这里，你可以将自己的悲伤铺陈开来，赋予其形态和样式，无论喧嚣、漫长、糟糕、痛苦、忧郁、悲伤还是甜蜜，任其自然发生，这里没有人试图去美化它们，或催促你行动。在这里，你甚至可以记录下一些美好的回忆，找到能够令你更加从容应对悲伤的东西，哪怕只是一点点都好。在这些纸页上，你可以毫无顾忌地写下任何事。

你会发现，写下或绘制给自己鼓劲儿的话语或图案比"和我们说说葬礼的事"要有用得多，而那些同样来自伤心人的鼓励总显得苍白无力。在本书中，你需要填充一些互动漫画，写下一些秘密的"情书"。我还为你设计了可裁剪的内容，便于你指导那些友善的朋友和家人（其中大多数资源都可以通过下载获取）。我还专门收集、整理了一些对话脚本，在面对尴尬的交谈时或许你会用到。

此外，本书还可以给你一点点安全感。每天回顾其中的提示、摘抄和练习，这样可以给你找点事做——即使处于悲伤当中。当生活如汹涌潮水般扑面而来时，那些"精神支持"至关重要。

记录你的抗拒心理

陷入悲伤情绪的前几个月，我发现自己抗拒一切许诺会治愈我伤痛的东西。或许你也有过类似的感受，觉得没有什么能够将你的悲伤带走。这本书也不能。我们无计可施。与其说消除悲伤的情绪是我们的目标，不如说我们是在寻找某种陪伴、认知和工具，能让悲伤对我们的内心和大脑稍微"温柔"些。我想要帮助你在认清自己的基础上，找到内心深处依然存留的爱，并跟随它的指引踏上未来的人生旅程。

假如你抗拒本书中的任何实践或练习，你可以随时把感受写下来或者画出来，然后仔细研究它。有时候你能从中发现引人深思的东西。

对我而言，与悲伤有关的工作大多涉及死亡，但你也可以参考本书来处理其他类型的"失去"所引发的问题。鉴于我无法在书中列举全部的情形，所以在阅读某些段落时你可能需要带上"翻译器"，聆听这些文字如何与你的生活建立联结。此外，值得注意的是，你未必喜欢本书的全部内容。不同的练习是为不同的人准备的，你只需要选取对自己来说有用的，然后跳过其他的。我希望你能从中得到慰藉。

那么，我们开始吧。

你可以在本书里写写画画，把它带在身边，当作身处于暴风雨中的一个支撑点；如有必要的话，你甚至可以用力把它扔到房间的另一边。

在我们正式开始前，了解一些基本的规则可能会有帮助。你可以根据自己的喜好遵循这些规则，也可以无视它们。

本书中涉及的图表、清单和地图有助于你认清自己的悲伤情绪，并学习如何在悲伤中为自己提供支撑。无论你的人生中已经经历了多少次失去，这都将是你第一次面对"这份"失去。请对你的经历保持好奇。

请记住，你可以随时回顾这些练习。像其他自然过程一样，悲伤会随着时间的流逝改变或转移，你对书中各类提示的反馈亦然。你第一次完成某个练习所需要的东西可能与今天、明天或者下个星期都是不同的。一切都在变化。

如果你不太会使用写作提示，以下是一些小技巧。

- 设定计时器。认真地说，你一定会惊讶于它的功效。十分钟是一个好的开始。

- 让你的手动起来！一直写，直到计时结束。

- 如果你感觉无从下笔，不妨先把要点写出来。反复地写，就好比给一个干涸的水泵引水：想要让文字流淌出来需要一些时间，但它们终归会涌现。

- 提示内容不应涉及太多有争议的观点，或者需要去探讨的话题。它们更像是你联想和创造性思维的起点：看看它们能够将你带往何处吧。

- 当你完全打开自我，投入到写作当中时，文字自会显现。它们经常会这样。虽然这些文字并不总是最贴切或者最简单的，但它们确实会出现。画画也一样，其他富有创造性的实践亦然。你在纸面上呈现出来的东西越多，在纸面上袒露得越多，这些内容便越容易显现。有时，你会感觉文思泉涌；另外一些时候，文字则浮现得非常缓慢，充满迟滞感。重要的是，你要给自己说话的空间。

绘制图片须知

- 挑选你此刻最喜欢的用具：铅笔、马克笔、蜡笔——什么笔都可以。倘若画画这件事令你抓狂（或者就算它不会让你抓狂），你还可以用拼贴画的方式去创作图画。记住，它们是属于你自己的图画，没有"正确"的绘制方法。

- 制作拼贴画之前，你可以找一摞杂志、一把好用的剪刀以及各类黏合剂（胶棒、胶带、胶水等）。在浏览杂志的过程中，脑海中要想着提示或者练习的内容。如果哪幅图片引起了你的注意，可以把它剪下来。让你的思维游走于这些纸张之间。你不必非要选择自己喜欢的图片。有时，即便是令你厌恶的东西也有故事可讲。这些图片不一定要有意义，也无须同"艺术"沾边。你可以找张大一点的图做背景，然后再找几张小的当前景或者主图。在纸页上"排兵布阵"一番，直到你觉得准备好了，就开始粘贴吧。

尝试用文字和图片将内在情绪体验呈现出来可能会令你手忙脚乱。若你想做到尽善尽美，则很难吐露实情。本书所呈现的，俱是原始的、未加工的文字和图片：草图、初稿、冲动和意识流。这是一个可以尝试新鲜事物的地方。你所创作的东西未必赏心悦目，也谈不上十全十美。真想要吹毛求疵的话，在另外一本笔记上尽情发挥吧。有时候，一心二用是件很棒的事情。自我批评可以留到日后再说。

本书并非心理治疗或其他医学或心理健康类干预的替代，但你可以将本书中的练习和所得同你的治疗师或其他支持者进行探讨。

读者可扫描下方二维码，下载可裁剪内容。

· 第一部分 ·

离 开

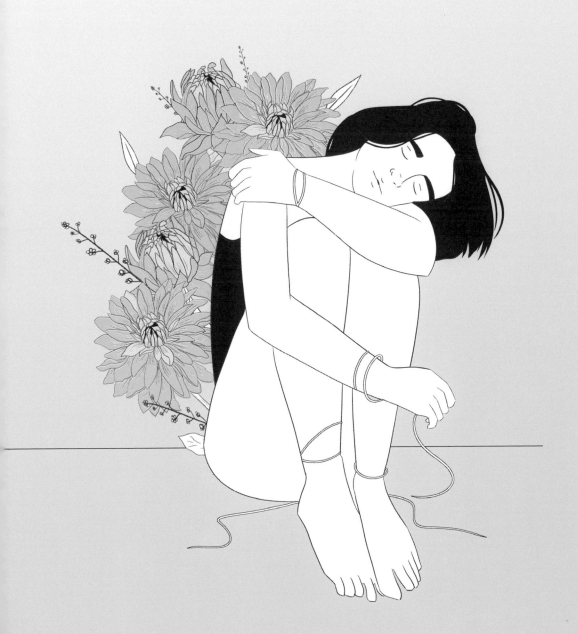

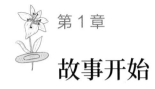

第 1 章

故事开始

为什么说讲述自己的经历有助于应对悲伤的情绪？要知道，你的经历不仅仅是一些"故事"那么简单。你正在阅读这些文字，是因为你失去了对自己来说非常重要的人。你无法想象失去他们之后自己要如何生活。你将所有关于这个人的记忆打包整理，勾勒出一个故事的起承转合——故事的最后，主角变成了比你回忆中更好的人——但这么做其实也无济于事。

在死亡与丧失构筑的现实当中，故事本身很可能毫无意义。

但经典的故事架构中，也蕴藏着真相和助益，特别是就英雄式的故事主角所踏上的旅程而言。它赋予无形的、令人恐惧的死亡以结构和秩序。在旅程开启前，故事的主角有自己的人生，无论快乐或悲伤；通常来说，比起不安与浮躁，她更多的是感到满足。然后……一些事情发生了。

一个陌生人的出现，或者一支军队入侵，导致她失去了对自己而言非常宝贵的东西，又或者死亡摧毁了她所珍爱的事物。所以接下来，她必须踏上旅途，哪怕她其实并不想上路。

想必你同样不愿如此，因为悲伤从不是一段轻松的旅程。但无论如何，现在我们一起站在了这里，准备启程。甚至就连犹豫和迟疑也是整个旅程的一部分。

弗罗多：我不能这么做，山姆。

山姆：我知道。这一切都是错的。按理说我们从一开始就不该出现在这里。但我们还是来了。就仿佛那些在我们周遭徐徐拉开帷幕的伟大传说，弗罗多先生。那些真正重要的故事：充满了黑暗与危险，有时候我们甚至根本不想知道故事的结局。因为结局怎么可能是圆满的？在发生了所有那些糟糕的事情之后，世界又该如何回到从前的样子？但最终，它会过去，这片阴影会过去。就连黑暗也终将消逝。新的一天注定会到来。而到那时，当太阳再次升起，它的光芒必将更加清澈耀眼。那才是属于你的故事。那些故事自有其意义，虽然你现在还太小，无法窥见其中的真谛。但我想我能明白，弗罗多先生。我现在知道了。那些故事里的人实际上有很多次回头的机会，但他们没有那么做。他们选择继续前进，因为他们心怀信念。

——节选自彼得·杰克逊（Peter Jackson）执导，
《指环王：双塔奇兵》(*The Lord of the Rings*: *The Two Towers*)

你现在付诸行动，是在为自己争取一些东西。无论悲伤是一段旅程、一次冒险或者仅仅是些你必须经受的恐怖之事，就算你憎恨一切有关旅程的隐喻，现实终归需要一个起点。而以富有创见性的方式开启这段旅程将有助于你摆脱纷繁的思绪，触及位于内心深处的真相。

如果你是这个故事的主人公，如果这个故事不仅仅是一个故事那么简单，而是超越了一切故事，那么你的出发点会是什么？记录下你的周遭。你是否已然身处黑暗的森林，你失去的那段人生是否已被你抛于脑后，抑或它们依旧在你的脚边闪烁着微光？你将从哪里开始旅程？

将你的答案写下来、画出来，或者制作一幅拼贴画。如果你实在感到无从下笔，不如就以"让我来告诉你发生了什么……"开始。

想要同你的遭遇"和平共处"不是件容易的事。因此，把它们当成故事讲出来很重要。既然你已经有了大致的方向，那么就让我们来具体谈谈悲伤吧。

什么是"正常的"

鉴于我们通常不太会谈论什么是悲伤，大多数人并没有意识到悲伤往往有许多种形式。即便你的"症状"可能略显怪异，但或许有相似经历的人不止你一个。通常来说，悲伤会覆盖很多方面。

即便你已经在人生的其他时刻经历过悲伤，但这样一个"特定的故事"对于你来说依旧是陌生的。悲伤的表现形式可能引人深思，也可能令人困惑。

参照下表，圈出或划出你曾经有过的"症状"。你也可以补充其他内容。

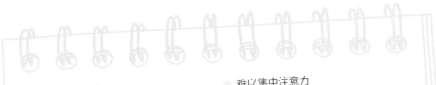

- 失眠
- 乏力
- 虚度光阴
- 感官混乱
- 悲伤
- 愤怒
- 笨手笨脚
- 总是在睡觉
- 焦虑
- 做噩梦
- 多梦
- 食欲不振
- 丧失兴趣
- 缺乏归属感
- 见到什么都想吃
- 沮丧
- 缺乏真实感
- 孤独
- 丧失记忆力
- 胃痛、胸闷，以及其他身体的不适感

- 难以集中注意力
- 阅读困难
- 无法长时间集中注意力
- 坐立不安
- 过度敏感
- 出现疼痛幻觉
- 人际关系紧张
- 一切都变得毫无意义
- 一切都变得意味深长
- 欲哭无泪
- 麻木
- 心绪不宁
- 痛哭不止，直至感到窒息作呕
- 日常生活一片混乱
- 热衷于黑色幽默
- 在车里尖叫
- 安静地哭泣
- 与他人感受迥异
- 脾气变差
- 在杂货店扔下你的购物车
- 对周遭的一切感到爱意泛滥

身体和大脑

悲伤是一种"全身心"的体验。你感到疲惫是有原因的。你的体力或许大不如前，这也是有原因的。你无法集中注意力，就连最简单的事情都让你觉得头疼，其实这些都是有原因的。因为你的大脑在试图理清一些无法理解的事情；你的身体想要保持某种不可能达成的状态；你的全部身体机能正想方设法确保你安全度过每一天。

在下方的空白处，将悲伤情绪对你的影响写下来，无论是身体层面的还是心理层面的。你可以以"停驻在我身体里的悲伤……"开始。

或者，你也可以在下方的空白处勾勒出躯体的大致轮廓。用词语、插图或者拼贴画的方式罗列出悲伤情绪对你的影响，并在身体的不同部位做标记。用词语或颜色描述不同的"症状"，用箭头标记出它们在你身体或大脑中停留的位置。

如果你不知道该从哪里入手，可以回到上文参考"症状"列表。

为什么我的大脑一片混乱

人处于悲伤情绪中时，认知很容易出现变化。记忆、理解和保持专注——这些动作都需要花很大的力气，而你眼下根本没有多余的精力。所谓认知的改变就好比你的大脑里有 100 个脑力单元用于应对日常生活，而如今，巨大的悲痛、创伤、伤心和孤独感占据了其中 99% 的脑力单元。仅剩一个脑力单元支撑着我们的言行举止，例如安排拼车和葬礼的细节。此外，它还要确保你的呼吸正常，确保你的心脏持续跳动，维持你的认知、社交和人际沟通能力。诸如"烹饪器具要放在橱柜，而不是冰箱里""发现厕纸用光，补充的时候顺手把钥匙忘在了水槽旁边"等这种事，已经不再是你思考的重点。下方的饼状图展示出目前你大脑里的 100 个脑力单元是如何划分的。其中占据 99% 的部分是什么？剩下的那 1% 又是用来做什么的？

因为悲伤情绪会影响你的认知技能（例如记忆力和集中注意力的时间），你

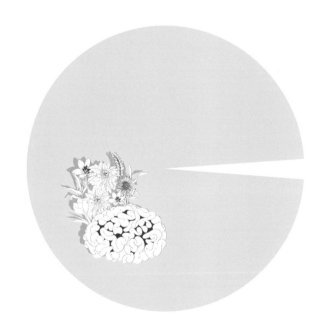

可以尝试通过定闹钟和贴便签的方式帮助你记录琐事。如果有必要，你可以在屋子里贴满"提醒事项"。虽然这对找到钥匙可能帮助不大，但至少它们能让你记住一些其他事情。

"日常迷雾"

要记住，悲伤情绪出现的初期大多会对你的内心和思维产生影响，而非体现于外在的行动上。例如，你不记得今天是几号，或者不记得上次吃饭是什么时候，这都情有可原。任凭时间流逝，而你说不出自己到底做了些什么，这也没什么大不了的（尽管你可能会对此感到不安）。正是在那些流逝掉的、看上去仿佛毫无建树的时间里，你的身体和大脑尝试去消解你的丧失。你可以将"日常迷雾"理解为一种浑浑噩噩的状态。你的大脑已经离线了，这样才有助于伤痛的愈合。

或许关注身体机能看上去乏善可陈，但进食、睡眠、多喝水以及尽可能地多运动是帮助你对抗"日常迷雾"最有效的方式之一。尽最大努力照顾好自己，要知道，引起时间流逝的"日常迷雾"终有一天会消散。向消逝的时间妥协、顺其自然，而不是与之对抗，会令你在处理悲伤情绪时更轻松些。

给下页的图片上色，放任自己的思维进入某段看上去无所事事却又十分必要的"离线"时间。

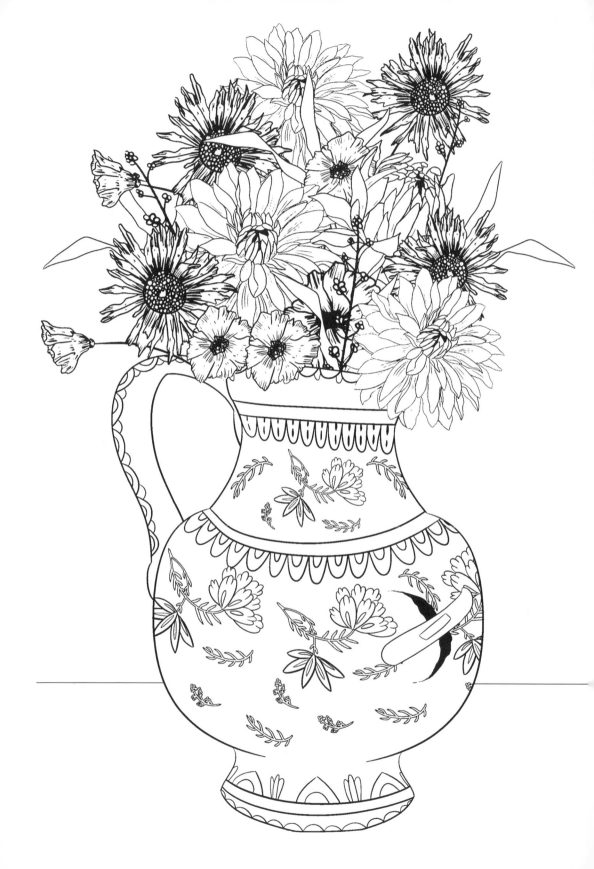

成就：过好每一天

你的大脑就像你身体的其他部位一样，正在竭尽所能地正常运转，以应对各种困难局面。悲伤的情绪和"日常迷雾"的确会消减人的精力。所以不要用过去的标准来衡量眼下你所能做的事。因为，你已经不再是曾经的那个你了。

让我们来看看，你今天都做了些什么事。你有摄入足量的水吗？你刷牙了吗？这些都可以算是"胜利"。只要还能在人前露面，就值得奖励自己，因为这很了不起。

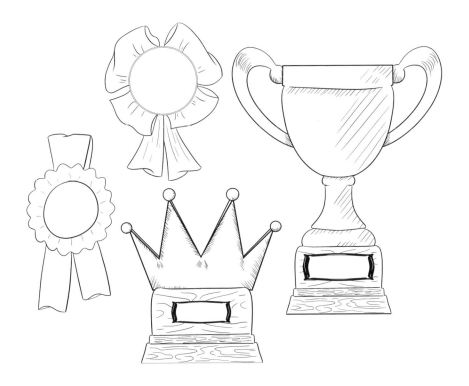

在每一座奖杯上注明你今天做了些什么，无论多么琐碎的事情都可以。给它们涂上颜色。庆祝这些小小的胜利吧。

生存法则

悲伤席卷而来，它改变了你生活中的一切。这是一段难熬的日子，因而你的日常习惯也不再适用。曾经轻而易举的事情变得举步维艰，仅仅是挨过每一天都需要你付出意想不到的努力。当悲伤将你压得几乎喘不过气来时，你需要的是一套全新的规则。

陷入悲伤情绪的最初几个月里，我遵循着一套生存法则——那些帮助我度过每一天，甚至每个时刻的"提醒事项"。以下是其中的部分内容。

1. 安全第一。心烦意乱的时候开车是非常危险的：如果你满眼泪水，视物不清，要立刻把车停到一边；心绪不宁的时候不要开车。
2. 喝水。人哭上好长时间真的很容易脱水。
3. 随便做些什么运动。虽然这对解决问题而言可能没有帮助，但运动通常有助于获得内心的平静。
4. 出门走走。空无一人的环境会令你感到轻松，至少树木不会介意你是不是在哭。
5. 将注意力放在其他事务上。收拾一下你的花园，给宠物刷刷毛，邮寄一份爱心包裹。
6. 阅读。有时一些真知灼见可能或多或少会改变一些事情。
7. 沐浴。你真的会感觉稍微好一些。你也可以清扫房间，或者搞好个人卫生，稍显枯燥无聊的体力活都有类似的效果。
8. 吃东西。哪怕只是吃少量富含营养的健康食品。
9. 不要生自己的气。时刻留意你是否处于愤怒的情绪当中。无论你怎么发泄，都别将矛头对准自己。
10. 敢于对更多的事情说"不"。勇于尝试更多的选择。想想有什么东西能够带给你切实的滋养，然后收拾好自己，走出门，行动起来（只要你想走，任何时候都可以离开）。拒绝那些有可能会消耗你，或者迫使你捍卫自己悲伤权利的事（同样，你随时可以离开）。

那些最能够支撑你的生存法则或指引，实际上都源于你的亲身经历。毕竟你才是最了解自己的那个人。在下方空白处写下你自己的生存法则，以及你如何应对那些残酷的、悲伤的现实。你也可以借鉴我的列表，或者制作你自己的版本。绘制一张图表，或者将你的清单设计成一幅迷你海报。然后，给你的生存法则拍一张照，保存在手机里。一旦某天感到自己濒临崩溃时，看看这张照片，提醒自己该如何度过。

第2章

如果我拒绝呢

没有人会因为悲伤的事情而欣喜若狂。悲伤从来都不是你自愿去经历的东西。尽管你现在正处于悲伤的情绪当中，但其实你并不想这样。

既然事情已无法挽回，我们也不必在悲伤面前故作优雅。

与悲伤如影随形的一个词语是"接受"。凡是涉及悲伤情绪的疏导，好像"接受"都是了不得的终极目标一般。但在阅读本章的内容时，你不必接受任何事。

我们的确要经历悲伤，这没问题。但接受它？无须如此。

不，不，不

层出不穷的悲伤文学大谈如何试着寻找悲伤的馈赠，或者从悲伤中寻求内心的平静。在言及"抚慰"悲伤时，我们总绕不开诸如"往好的方面想""保持积极乐观的态度"，或者索性自我安慰一切都再好不过。或许在特定的时间和场合，我们可以这么做，但也不能操之过急。因为我们需要一些时间去面对已经发生的事情，去放声宣泄，这一切是多么令人难以承受。

倘若你连拒绝都无法说出口，再多的努力也无济于事。

永远不要低估"不"这个字的力量。这个简简单单的字，包含着巨大的力量。

能够说"不"是一种力量的体现。

在接下来的几页里，你要从写下"不"这个字开始。你可以把字写得很小或者很大，一遍遍地写，也可以用拼贴画的方式呈现。画一个大大的、空心的"不"字，在其中写下所有你抗拒的东西。你甚至可以用"不"字填满整张纸——形式不重要，尽情宣泄出来即可。

（PS：这个练习或许会牵出一些不好的东西。在一整页纸都布满"不"字之后，你可以翻到下一页，在空白处写下说"不"的感觉。然后，稍事休息。吃点东西，歇一会儿，尽可能地活动一下身体，花时间做点别的事。）

保险箱

　　有时候，悲伤就像假释无望的死刑判决。你或许会恐惧于即将在自己身上发生的事情，因为那多半不会是什么圆满的结局。将你的恐惧一一罗列出来，有助于你获得片刻的喘息；倘若你忽视它们，恐惧的情绪就会变本加厉。

　　找一些纸片，将你目前对悲伤的恐惧，以及在悲伤情绪的笼罩下，你的生活会变成什么样子写下来。你担心悲伤的情绪日后又会变成什么模样？

　　既然是恐惧，放任不管的话会令其成倍增长。你既要识别出这些恐惧的情绪，还应避免其全然摆脱掌控。

　　为了将那些恐惧妥帖收藏，你需要找一个空信封，按自己的喜好做些装饰，然后把信封粘贴在本页上。你可以把它设计成一个保险箱、一个上了锁的宝箱或者其他有类似防护和控制功能的东西。

　　粘好之后，打开信封，把你的恐惧全部塞进去。每当有新的恐惧情绪出现时，你就可以把它写在纸片上，然后收进你的保险箱里。

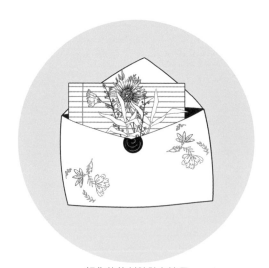

把你的信封粘贴在这里

你想要什么

　　你已经将拒绝（"不"）宣泄出来，并一一写下了令你恐惧的东西，现在是时候思考一下你自己到底想要什么、不想要什么了。你或许会认为，你只想要那些自己再无法拥有的东西，但你在经历失去的过程中，也可能还有其他想要的（或者不想要的）东西。

　　在下方的表格中写下你想要和不想要的东西。内容可以是你的感受、所作所为或者经历。例如，在"想要什么"一栏，你可以写"有人支持我"，或者"抽时间整理他们的东西"。在"不想要什么"一栏，你可以写"我不想太操之过急"。设置好定时器——持续写十分钟（或者你愿意的话，时间再长点也无妨）。

想要什么	不想要什么

窥探未来

浏览一下你在上个练习中完成的图表，这只是你当下前进道路的一小部分。你看到了什么？你想要为自己争取些什么？有什么东西令你备受滋养，给予你支持或者是必不可少的？

在下方的空白处画一幅简单的草图，或者列一份简短的清单：当下，在被悲伤的情绪所笼罩时，你到底想要什么。

用手机拍下这幅图，时刻把它带在身边。你还可以在手机上设定闹钟，提醒自己向那些你想要的东西靠近，同时避免或者减少与那些你不想要的东西接触。

第 3 章

我们需要一点帮助：真实的和虚构的均可

有关"失去"的情绪负担无疑是沉重的，或许也是非常私人的，但你不可能完全靠自己走出来。

有时候，虽然朋友和家人都非常友好；但偶尔他们也仿佛全部人间蒸发了一般。大多数人可能都经历过这种情况。就算有再坚固的支撑和依靠，悲伤仍旧会令人感到难以置信的孤独。无论你身处何方，寻求依靠和支持都至关重要。从悲伤中走出来需要长时间的努力，而"团队协作"必不可少。

你的"同盟者圣殿"

让我们从积极的方面入手。人在伤心时可能会感觉周围的世界漆黑一片，你需要知道可以向谁求助——要知道有谁可以成为你身心的依靠。

将你的支持团队的照片贴在下页的"相框"里，或者你也可以将他们画出来——例如朋友、家人、治疗师、其他支持你的人，甚至可以是动物。他们既可以是你认识了一辈子的至交，也可以是刚结识的新朋友，这就是你的"同盟者圣殿"。就算你只能做好其中一两个相框也是个不错的开端。

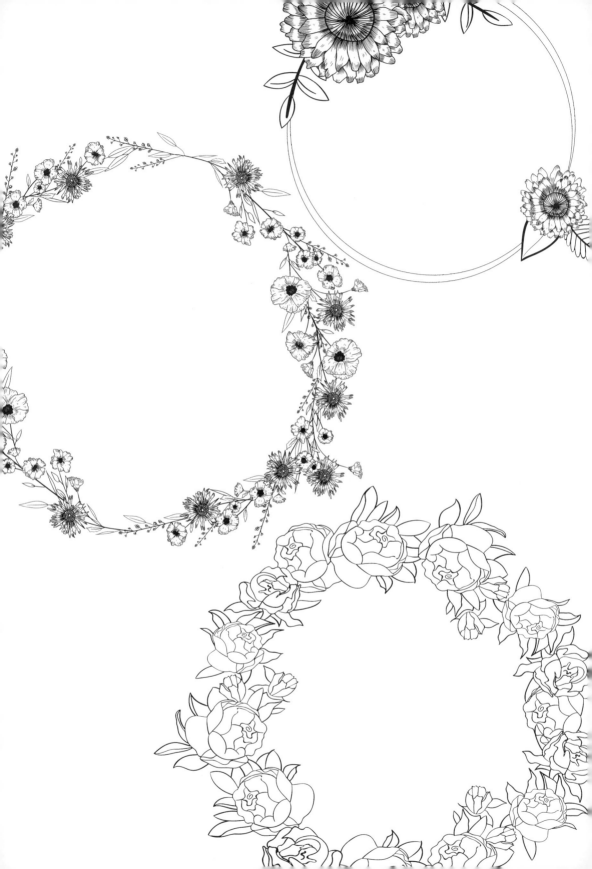

良师益友

大多数时候，想找到能够理解你心情的人并不容易。在悲伤的笼罩下，全世界仿佛只有你孤单一人。以下这些文字出自一些你从未谋面的人，或许你会需要它们。这些人都是我的学生，悲伤将他们聚集在一起，现在他们要将自己的爱意传达给你。

我们很快就学会了像母亲一样照顾彼此。独自承受失去的痛苦对我们来说太难了，而那些没有类似经历的人根本无法理解：在绝望的沙漠中，在悲伤的荒原中，我们是同行的旅人。我们的道路可以走得更加从容，因为我们分享着这一切。我如何能够不爱你？我希望你获得安宁。我希望你的每一天都充满光明。倘若我们能够紧紧拥抱彼此该多好……

——爱你的安

当悲伤的情绪正在消耗你，当生命已然失去它的意义和美好，当前进成为不可能之事：愿你眼前有光，即便那只是黑暗中最微弱的一簇。愿有抚慰的臂膀拥抱你，有亲切的脚步陪伴你左右，有饱含同情的双耳倾听你的话语。愿你知晓，你再不是一个人，就算别无他物，至少有理解你的"家人"。或许我们并不"认识"彼此，但我们能够理解，我们就在这里。我们一直都在，你被许多人爱着。

——爱你的塔玛拉

那些令你感到被评头论足、令人作呕或者因感官迟钝而不知所措的愚蠢言论，所有那些让你感到糟糕的东西，我希望它们全部远离你的生活。有时候，我们想要安静地待着，想要故意做些蠢事，想要对人恶语相向，无论那一刻你想要做什么，我希望都有人陪伴在你身侧。我希望你能够安稳地睡一觉，没有恐慌发作，没有骤然回闪的痛苦，不会在黑暗中猛然惊醒。愿你的梦中充满爱和慈悲，愿你在梦中同你最思念的人紧密相连；愿这些梦承载着你、托浮着你，直到你再次找回自己。

——爱你的南希

我希望有另一个人能够伴你左右，分担你的伤痛，无论以何种形式。我希望有一个善良的灵魂能够窥见你眼中的真相，然后问你过得好不好——不仅仅是今天，是每个星期、每一年，甚至从现在起 20 年不间断。我希望有一双温柔的手，小心翼翼地轻托起你的心；有一对耳朵，耐心地聆听你袒露实情，而不做任何评判。

——爱你的萨拉

我希望你能获得足够的安全感，去展现内心最柔软的地方。在那里，爱会照亮一切，就算你再也见不到他们，你也能感受到他们。我看到你被无尽的同情与怜悯所环绕，那么就从关心与照顾自己开始吧。

——爱你的史蒂夫

当你步履蹒跚、身形不稳时，愿脚下的土地给予你依傍。当你感觉被抛弃、孤身一人时，愿夜晚的星空华盖与你作陪。抬起头注视地平线上的朝阳时，愿你记得：在你面前，还有很长的人生路，尽管它已不再是你熟悉的模样。愿那奔流入海的滚滚江河叫你知晓，你尚有属于自己的旅程去探寻。用你自己的时间，赋予你自己的选择以意义，这才是你的路。愿你时时刻刻都能认清自己。

——爱你的艾莉森

愿你知晓，当你历经每个艰难的时刻、经历每一天……都有人看在眼里，有人珍视你、支持你、爱你。

——爱你的茉莉亚

在悲伤中，我们打开心灵。我看到你的失去、你的悲伤。但更多的，我在这张纸上，看到了你的心。我看到了你的心，我的心也同样向你们敞开。

——爱你的玛莉

被迫进入这样的境地，你别无选择，但我希望你能够找到其他同伴，他们不但能理解你的境遇，而且对于那股内心仿佛被撕裂的疼痛亦感同身受。我希望你能够找到一个大家庭，找到守护你悲伤的勇士，他们会保护你、鼓励你，并为你而战。

——爱你的海莉

我希望你对自己多一点耐心，我希望你周遭的世界多给你一些耐心。愿你的世界有红雀、有蜻蜓、有微风、有宁静的时光——无论其短暂或永恒。愿你想要找到的，都寻得到，因为我也在寻找。

——爱你的玛丽

我多么想抱紧你。但我知道我没有办法真的这样去做，唯有尽可能地在我的内心深处、在我的灵魂之中拥抱你。愿你我之间、愿我们的周遭被爱和同情赐福。

——爱你的苏珊娜

愿你园林中的树木充满爱意地拥你入怀，用它们优雅的枝条抱紧你。它们是体贴入微的灵魂，是自然仁慈善良的面庞。愿它们知晓你的爱意、悲伤和欢乐。

——爱你的米歇尔

文字是我最亲密的朋友

　　有时候，相较于人，文字才是我们的最佳盟友。在本页上摘录一些你认为有帮助或有意义的话语段落吧。

你的悲伤处理导师：寻找一颗启明星

即便有来自最好的朋友和家人的支持，悲伤也令人疲于应对。

你此前从未经历过这种失去，你完全不知道该怎么做，你完全不知道在失去所爱之人后要怎么生活下去。

特别是当你彻底迷失在悲伤的情绪中时（而其他人只想让你尽快摆脱它），你需要一颗启明星，他/她的情绪处理方式足以为你照亮前进的方向。

悲伤无处不在。有关人们如何与悲伤共处的经验和示例成百上千、不胜枚举。看看你的周围，是否有人与悲伤相处的方式能够给予你鼓励、激励或是指引？你或许认识这样的人，又或许他们是公众人物。即便是一个虚拟形象，都有可能为你提供一条出路，帮助你找到适合的方法。

在下方描绘出你的启明星。这个人是如何影响你的？他们与悲伤相处的方式给了你怎样的指引，你觉得自己可以做些什么？

找到一位导师并非易事。如果没有的话，你也要如实将情况写下来。这同样很重要。

额外帮助：虚构一位个人导师

即便是最出类拔萃的人也无法做到全天候待命，而有时候，即便是你最喜爱的人在提供帮助时也难以面面俱到。有一位能随叫随到的虚拟导师则再好不过。

在下页画出你的"神奇导师"（fantasy mentor），或者用拼贴画的方式做出也可以。你可以先从一个具体的人开始，然后再增加其他元素，例如动物、树木和其他的景色，比如河流和山脉。无论什么东西，只要它能给你支持。根据你的喜好，风格可以是写实的，也可以是充满幻想的。

你可以将这幅创作称为悲伤的守护神，或者悲伤的"仙女教母"（grief-fairy-godmother）。用手机拍照保存，这样导师就会一直陪伴在你身边了。如果你愿意的话，还可以将这幅作品裁剪下来随时带在身边（下页背面是空白的，所以很容易裁剪）。制作些不同尺寸的复印品。把它们一层层粘起来，做成一个杖头木偶（stick puppets）。这是属于你的导师，所以根据你的喜好制作和使用它们吧。（ps：这种行为看上去是有点傻，但创造一个虚拟的伙伴会有意想不到的帮助。试一试吧。）

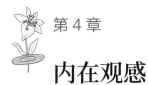

第 4 章

内在观感

悲伤其实是一件很神圣的事。它所弥漫之处不见得是个"好"地方，但也未必有多"糟糕"。可它确实同惯常的人生截然不同。悲伤是有"门槛"的：这里并非所有人都可以进入，哪怕他们想要来陪伴你也不行。

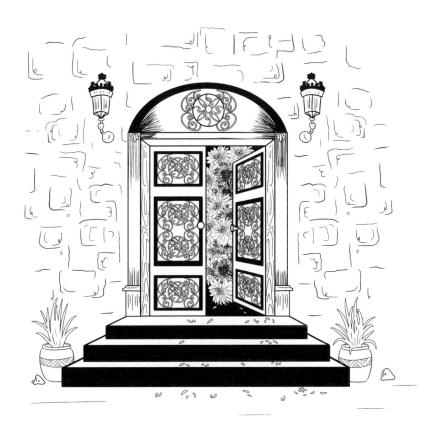

绘制好地形图

当你处于悲伤情绪中时，世界会变得狭小异常。时间、空间、爱和距离造就了一片奇特的地理环境。

你的世界是什么样子的？有什么主要特色？你最喜欢的地点是哪里？你的内心和思维的"地理面貌"又是什么样子的？

绘制一份"悲伤地图"将有助于你在这个全新的世界里找到方向。在下页加入地标、兴趣点、危险的通道以及碰头地或联络点。你可以在同一片景色里绘制过去、现在和未来。

以下是我的示例"地图"。

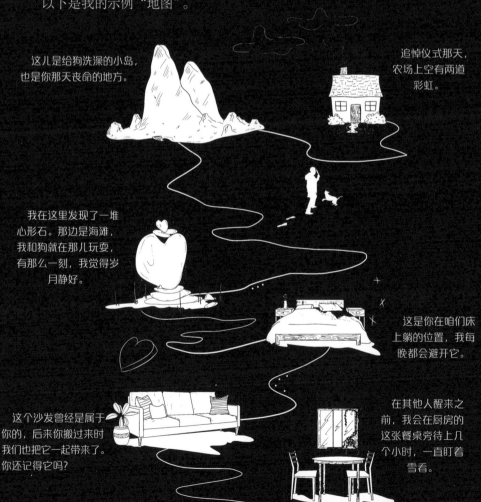

这儿是给狗洗澡的小岛，也是你那天丧命的地方。

追悼仪式那天，农场上空有两道彩虹。

我在这里发现了一堆心形石。那边是海滩，我和狗就在那儿玩耍，有那么一刻，我觉得岁月静好。

这是你在咱们床上躺的位置，我每晚都会避开它。

这个沙发曾经是属于你的，后来你搬过来时我们也把它一起带来了。你还记得它吗？

在其他人醒来之前，我会在厨房的这张餐桌旁待上几个小时，一直盯着雪看。

设计一幅你眼中的"世界地图"。(记住,你无须受物理世界规则的束缚。)

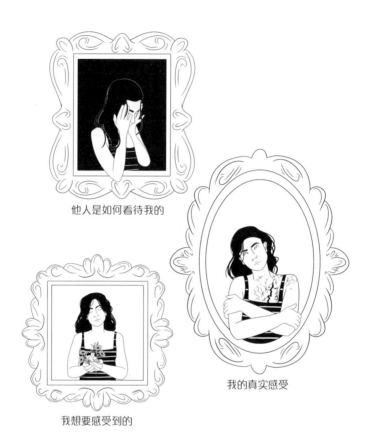

他人是如何看待我的

我的真实感受

我想要感受到的

观点

　　面对悲伤和失去，总是会有许多不请自来的建议。今天很难过吧？有人会告诉你说，事情也没有那么糟。感觉特别伤心？关于如何摆脱悲伤的情绪，大家各执一词。你内心的感受如何、你是如何熬过那些悲痛时刻的——人们往往会对此进行漫无边际的揣测。

　　处在悲伤情绪当中时，你看待自己和旁人看待你的样子是截然不同的。参照上方的示例，创作一系列肖像画，尝试去发掘这些不同的视角。你可以把它们画下来、给它们上色，或者做成拼贴画的样式——随你所想。

抱歉，我变得不像自己

　　在陷入悲伤情绪最初的几周或几个月里，想要表现得"一切如常"不是件容易的事。例如，当收银员问你今天过得如何时，你会突然间哭出来；你要给泊车员付费时却恍惚忘记该如何找零；你想要告诉其他人为什么你的举止会如此异常，但又找不到合适的语言。有时候，你就是连大声表达自己都做不到。

　　无法表达自己的意图时，下页的一些贴纸或许可以帮助到你。把它们贴在你的衣服上，或者粘在你的手机背后——只要你看着顺眼就行。

　　你也可以通过本书提供的链接下载 PDF 版本，然后直接在空白的贴纸上打印。沿着外轮廓线剪下每一张贴纸。

请原谅我的举动。
我爱人刚刚过世，
我有点失态了。

你可以问我最近过
得怎么样。

我在尽力克服
这一切。

不要问我过得如何。
我现在回答不上来。

我可能会哭，
不过你不用担心。

我刚刚失去了我的
爱人，现在一切
都不太好。

就是那么
糟糕。

将悲伤拟人化

假如你正在写一部小说，你可能想聆听故事主角的声音。你想知道他们走过的路，他们吃过的食物，他们是否会打理自己的头发。因为他们需要看起来是真实的。同理，你的悲伤就像一个角色：它有自己的节奏，有自己的声音。对于你来说，它是独一无二的。既然我们正在尝试与悲伤"共事"，不妨让我们来看看它们的真面目。

若想将悲伤拟人化，我们需要赋予它一种声音。当它有了声音之后，便会告诉我们很多事情。

闭上眼睛。做几次深呼吸。拿起你的笔。再吸一口气，呼气的时候，向你的悲伤提一个问题：

你是谁？

接下来，我们需要等待。

当你看到或者感受到某个形象——例如某种存在、某个生物或者某个人——将其描述出来。客观描述毫无意义，让悲伤真正"开口"，用它的声音书写。（倘若你感到无从下笔，何不天马行空地想象一番：虚构也无妨。就当是做一个游戏，看看结果会如何。至少给自己十分钟"畅所欲言"的时间。）

当开始以你的"悲伤主角"的视角来写作，不妨在下面的空白处将它画出来、上色，或者用拼贴画的形式展现。你也可以在另一张纸上完成这件事。

如果你愿意的话，还可以给你的"悲伤主角"照一张相，上传到社交媒体，打上"＃悲伤拟人！＃"（#griefpersonified!）的标签，这也是加入群体的一种方式，其他人也在学习如何处理他们的悲伤情绪（以及与悲伤对话）。

第 5 章

一切都令人心碎

悲伤并不好受。尽管我们可以通过某种独特的方式与它建立联结，但它仍然会带给我们伤害。一旦你意识到悲伤情绪本身并非亟待解决的问题，你或许就会想，那么我是否余生都要沉浸于这种痛苦当中?

当然不。但是……

痛苦与折磨两者还是有区别的。

当所爱之人 (或所珍爱的东西) 被剥离出你的生活，痛苦是一种正常反应，也是一种健康的反应。痛苦会给我们带来伤害，但并不意味着它就是错的。痛苦在减轻之前，会一直在那儿，它有自己的步调。

折磨却截然不同。折磨代表所有令事态雪上加霜的多余之物。除非打断或者改变这种受折磨的状态，否则它便会逐渐积累，最终演变为更严重的情绪风暴。

会令人感到深受折磨的事情:

- 在痛苦中感到被抛弃或孤立无援
- 伤心时来自他人的评头论足和建议 (尤其是那些负面的、不请自来的建议)
- 同无益的、不能提供帮助的、令人筋疲力尽的人相处
- 过度的自我诘问和怀疑
- 否认你的真实感受

- 缺乏足够的食物摄入或睡眠
- 因没能阻止事情的发生而惩罚自己
- 除了因失去而导致的痛苦之外，任何令你感到消耗、筋疲力尽或者情绪恶化的事情

我们无法消除因失去而导致的痛苦，但是从很大程度上来说，折磨是可以选择的。大多数时候我们都可以将其改变或者转移，但首先你要学会如何辨别它。

日期和时间	活动	参加人员	活动之前我的感受	活动之后我的感受

调查研究

减轻痛苦的第一步就是要找到痛苦的源头。你可以尝试收集一些个人数据。将自己与他人的互动经历绘制成图表，然后加以分析。可能你会觉得这么做有点夸张，但这一过程实际上大大有助于你明确痛苦的来源，继而减轻自己的负担。

当你切实记录自己每天的行程时，纷乱无序的日常生活便开始以一系列可预测的等式般呈现出来：我在傍晚时分去散个步的话晚上会睡得更好；或者每次见到那个人之后，我都感觉非常生气。

下一周，用之前的记录日志跟踪你每天在不同地点和不同社交情境里的感受。记录下你的社交活动、睡眠时间、吃了些什么东西（或者没有进食），以及你是如何度过每一天的。无须投入过多精力，有时候对信息进行宽泛梳理和记录细节一样重要。

在填写记录日志的同时，留意那些让你内心感到冷静或平和的东西。特别是在陷入悲伤情绪的早期，你可能对任何事都提不起兴趣。即便如此，某些时刻你还是可以感到情绪更稳定，不那么焦虑或者能对自己温柔。即便发生什么事，你觉得也没那么糟糕（在陷入悲伤情绪的早期阶段），或者终归能让你打起些精神（无论何时），把它们统统记录下来。

分析事实

连续记录下几天的社交活动和感受之后，重新浏览一遍这些内容。其中是否有一些活动或者互动经历令你感到不适？例如，如果你的记录日志显示，在与某个人接触后，每次见到他，你都怒火中烧，或许这就是你可以轻松地从生活中抹去的一种折磨：只要远离那个人就好。

然而，并非日志里所有给你带来折磨的事情都可以避免，但无论何时，你都要尽可能回避掉那些会令你越发觉得受折磨的东西。如此，你才会更加关注自己的痛苦本身，同时减少折磨给内心和思维带来的负面影响。

根据记录日志所显示的内容，在下面写出你的观察结果。有些事情一旦做出改变，你会感觉轻松不少，对此要格外留意。

"货架上的折磨"

既然谈到折磨，正好我们来聊一聊杂货店的问题。人在伤心时最讨厌去的地方恐怕就是杂货店了。如果你不能立刻给出自己的理由，那么想想看，所有杂货店里的那些东西，你都不可能再买给你爱的那个人了。到处都是健康的、"完整的"家庭。插播的音乐仿佛是为了引人哭泣而故意安排的；还有那些碰巧遇到的熟人，他们自顾自地认为现在正是向你发问（所有关于悲伤的、私密的个人问题）的最好时机，而你只想赶紧买完香蕉回家。

花些时间给下页的图片上色。你还可以绘制一些对话框，在里面写上你在杂货店里喜欢或者讨厌听到的内容。

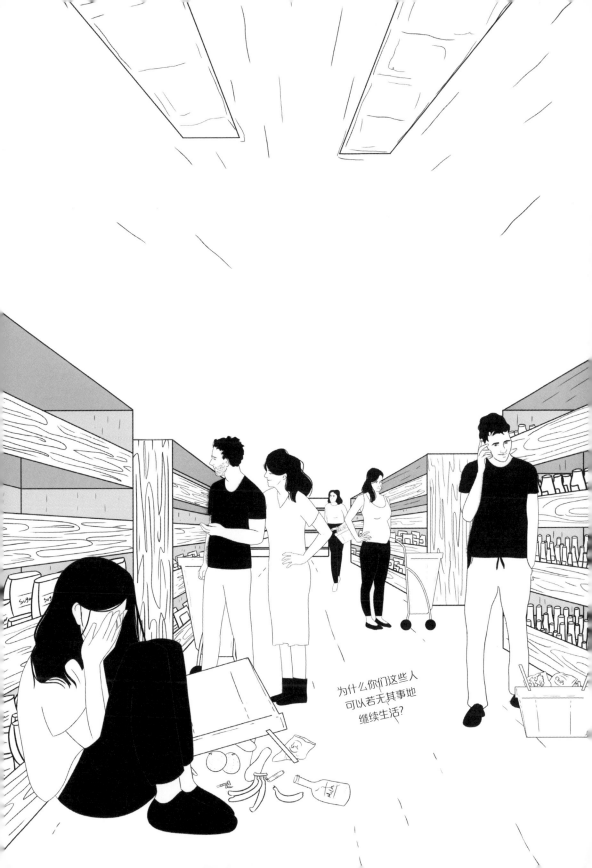

如何判断你正在做的事是"正确的"

当你悲痛欲绝时，你很难分辨自己的状态到底是好是坏。就算你把所有事情梳理得头头是道，也很难区分痛苦和折磨。

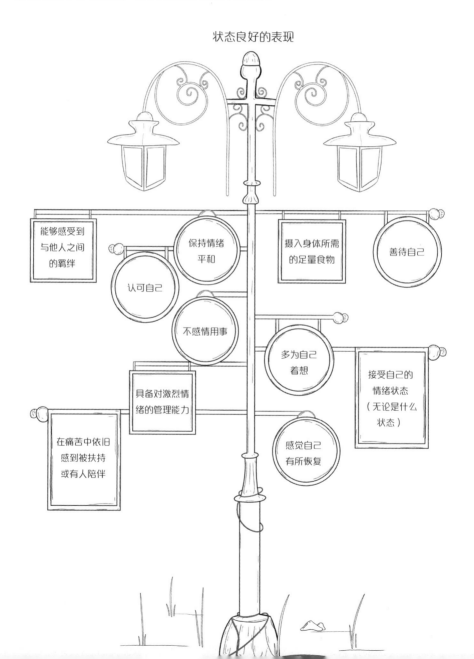

状态良好的表现

能够感受到与他人之间的羁绊

保持情绪平和

摄入身体所需的足量食物

善待自己

认可自己

不感情用事

多为自己着想

接受自己的情绪状态（无论是什么状态）

具备对激烈情绪的管理能力

在痛苦中依旧感到被扶持或有人陪伴

感觉自己有所恢复

即便每个人的悲伤都是独一无二的，但还是有一些比较宽泛的指标可以用来界定你的状态好坏（状态不好即是受折磨）。参考下方灯柱上的几个常见迹象，你可以轻易发现其间的不同。要记住，纵然你可以与悲伤"和平共处"，但你所感受到的痛苦可能仍旧分毫不减。

受折磨的表现

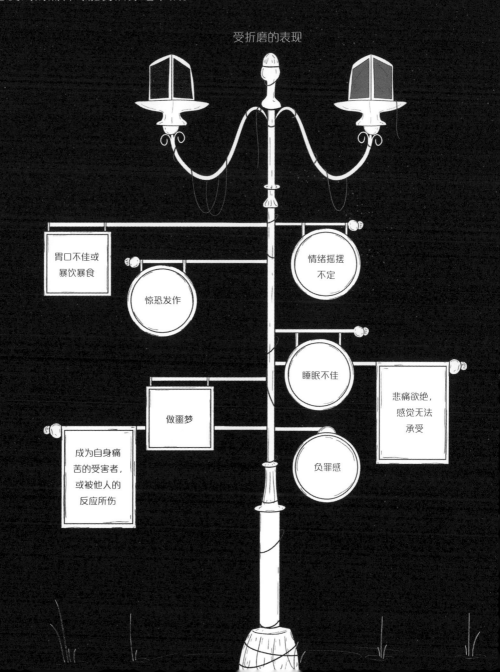

胃口不佳或暴饮暴食

惊恐发作

情绪摇摆不定

睡眠不佳

做噩梦

悲痛欲绝，感觉无法承受

成为自身痛苦的受害者，或被他人的反应所伤

负罪感

现在，你需要查验一下自己在面对悲伤时表现得如何了。在其中一根灯柱上添加能够证明你的确深受折磨的迹象（例如，失眠、格外易怒等）。在另一根灯柱上，罗列出你一直把自己照料得很好的证明（例如，感觉精力恢复、更容

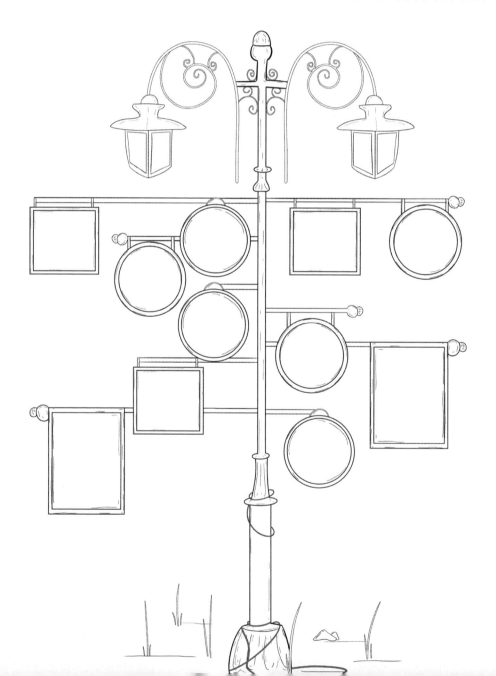

易无视一些琐碎的烦恼，不让它们再影响你的生活等）。回顾本章前面部分的内容可以帮助你厘清思路。

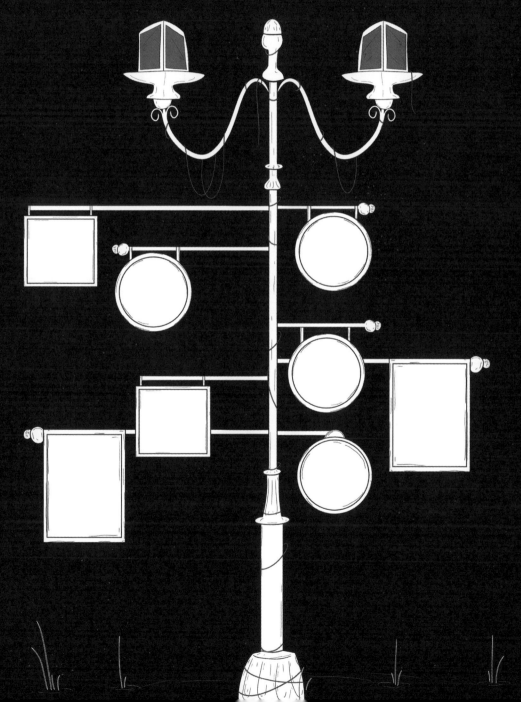

提醒自己

无论你面对过多少次悲伤或痛苦，这一次的悲伤与以往都是截然不同的。而每一次全新的经历都与伤痛的源头密不可分，你需要"对症下药"，找到最适合的应对之法。

参考你在本章节中所掌握的信息，帮助自己调整好状态，远离那些会折磨你的东西。你了解到的这些内容虽然无法令一切如奇迹般好转，但至少它们能让你感觉如释重负。

在面对悲伤情绪时，为了提醒自己哪些事情确实有所助益，从本章节第一个练习中选出让你感到情绪更加稳定或冷静（或者至少不会让你愈加狼狈不堪）的五件事。在下方的空白处再写一遍，然后，用线条把它们框起来、上色或者做些装点，不妨弄得花哨些，让人一眼看过去就备受鼓舞；如果你认为自己需要额外的提醒，再贴一张便笺，列明这些事情的作用；用手机拍照保存。当你感到焦头烂额却不知所措时，试试去做这五件事中的一件吧。

任何有益身心健康的行为都有帮助。尽可能远离那些会折磨你的东西。

第二部分

冒险（各种各样的冒险）

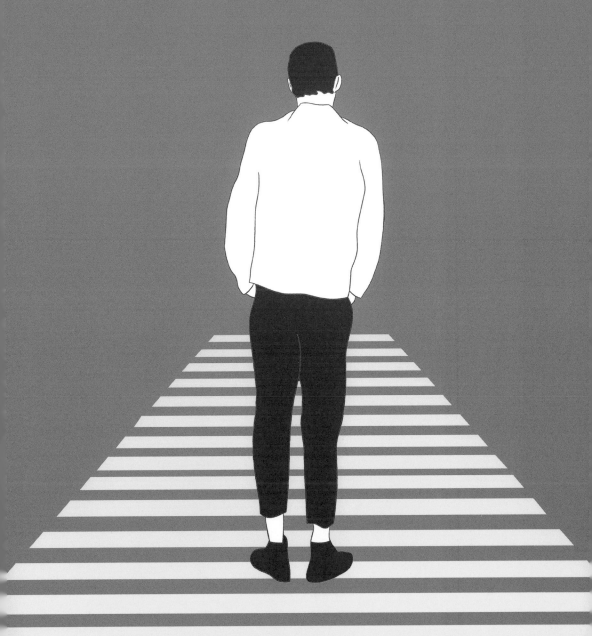

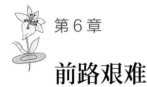

第 6 章

前路艰难

与悲伤共处不会突然变得轻而易举。你正在做的这件事，其实是一次充满痛苦的尝试，而且困难重重。你要面临的挑战是时刻保持内心的清醒，诚实面对自己，面对灵魂深处的那个自己，尤其是当你陷入痛苦中时。

我们已经探讨了悲伤的一些基本衡量标准，接下来是时候深入到一些棘手的问题了。

悲伤会伴随着一系列令人不适的副作用：焦虑、侵入式影像（intrusive images）、情绪失控（有时我们也称之为情绪冲击），以及睡眠障碍等。

人陷入悲伤情绪中时，焦虑是个大问题，我们就从这里聊起。

不要隐藏你的焦虑！

对于焦虑，很多人会产生一种羞愧心理，仿佛人就该克服焦虑，永远保持淡定从容。如果你也有这种想法的话，很可能你正在假装自己不焦虑。

但可惜，假装不焦虑其实无济于事。即便你试图掩盖自己的焦虑，情绪也会找到其他的宣泄途径。掩饰焦虑容易导致人际关系紧张，令大脑时常处于紧绷状态，并且效果也差强人意——总有些蛛丝马迹会暴露真相。

焦虑其实是一种正常现象。在经历失去后，你的大脑正尝试用另外一种方式重构这个世界的秩序。因此，你需要给自己足够多的关怀和尊重，尤其是在面对焦虑、担忧和恐惧情绪时。在有余力的情况下，竭尽所能去安抚你高速运转的过劳大脑，坦诚地面对自己的恐惧。

　　尝试一下，你开始感觉焦虑时，可以在下方空白处写："大多数人都不知道，我其实非常容易焦虑。"

　　现在如何？
　　深吸一口气（然后呼出来。）
　　在下方空白处记录下将自己的焦虑像这样"大声说出来"感觉如何。

给它一些尊重！

　　焦虑是一种讯息。缺乏安全感、担忧某个结果、事态严重或者不确定因素太多以至于无从应对、感觉自顾不暇——这些都是焦虑向你传达的讯息。但焦虑无法预测现实。你害怕的结果不一定会成真，而且这种情绪只会令你在等待进一步消息时备受折磨。

　　给你的焦虑情绪画一张感谢卡片，或者也可以用拼贴的方式制作。等等，你说什么？

　　将焦虑情绪的出现视为你正在承受压力的迹象，而非"世界末日"的预兆，你便可以改善同它之间的关系。尝试去对焦虑说声"谢谢"。当生活变得沉重又充满不确定时，感谢焦虑给你提了个醒；感谢它给了你一次寻求庇护和慰藉的机会，给自己腾出些空间，让一切慢下来；感谢它让你知晓，此刻就算内心彷徨也没有关系。

　　所以，没错，我是认真的，给焦虑画一张感谢卡片（或者用拼贴的方式制作）。你就算不相信它真的有用也无妨。

焦虑日志

如果焦虑对你来说是个大问题，或许你会想再多了解它一些。你为什么会感到焦虑？你是何时感到焦虑的？弄清楚这些问题有助于减轻你焦虑的程度，让你在焦虑时可以安抚自己的情绪。

倘若你无法明确自身焦虑的缘由，不妨记录下令你焦虑感加重的情形或场合。当然，假如某几天你感觉自己不那么焦虑，或者焦虑感完全消失了，记录下发生了什么也很重要。看看那几天有什么不同？

日期和时间	焦虑程度	什么让焦虑加重了	什么令焦虑减轻了

模式识别

跟踪记录下几天的焦虑情绪之后，你要留意那些重复出现的内容。对大多数人来说，劳累过度、食欲不佳或者面临多重挑战时，焦虑感容易加重。

你的焦虑感发作是否也呈现出某种模式？哪些时候它表现得更加明显？焦虑症状有所缓解的那些天是否也存在某种模式？

将你的发现一一罗列出来。

焦虑干预

当你已经被焦虑折磨得筋疲力尽时，很难再想出些什么自我安慰的法子。请你回顾上两项的练习内容（加上你对自己的了解），在下方空白处列一份简短的清单：当焦虑开始侵占你的大脑时，哪些事对你有帮助。

在这一页放置一枚书签，或者用手机拍照保存。

侵入式想法和影像

不用惊讶，人类的思维就是会不断再现灾难性场景、重复播放恐怖事件。特别是当你处于悲伤情绪时，这种现象就更常见，而你根本无力阻止。这就好比让某个人戒烟，却又不告诉他不抽烟的话双手要用来做什么是一个道理。侵入式想法同样会加剧焦虑感。你若想放松身心，就需要找些其他东西将那些想法或者影像替换掉。

在下页绘制一张替代图片（或者制作一张拼贴画也可以），当大脑中的画面或者想法令人过度紧张时，就用这张图片把它们统统替换掉。选一张可以重复使用的图片，比如一张令人身心愉悦的风景画（你在下一章节中可以找到这样的图片）；也可以是你的爱人抱紧你、保护着你的照片。重要的不是影像本身，而是它给你带来的影响。选择那些能够令你感到内心平静和安宁的图片。

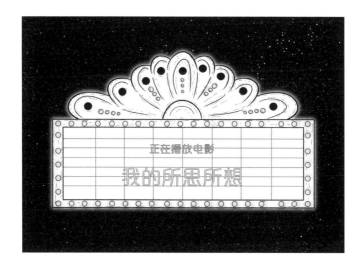

将引发焦虑的想法和影像完全抽离出大脑绝非易事。恐惧是一种致瘾的、极具诱导性的思维习惯。一旦你发觉脑海中的某些想法或影像会令你感到痛苦，要立即想想你的替代图片。多次练习，假以时日，这便会成为你的下意识行为。

放松大脑

让大脑暂时摆脱一会儿来自精神的折磨，不妨玩玩下面这个字谜游戏。（答案参见第 204 页。）

```
F L E K N S G U B K O I C T R E E A H X S R Y
P T E A D O J L I A W F O U N D H E A R T S A
E S U P P O R T T E F A O K N I G W B C V E L
V L U E R D X M L K E M H N E O P N J S E T C
O T V H I N E O A P S I E W S D N T U Y X B M
M H R S E P M N T L C L W L K R O I L F C L E
I T S O K A Y T H A T Y O U R E N O T O K A Y
S D L R U L C M E T S W Q Y C S I D B I E N C
B C E I G W B C V I O T V Y A T U Z N E R K J
J S E L U E R D X T U Y T R O S R D R X N E U
U Y P K O I C T R U S U W C L Y N J C W I T F
L F M P W G W B L D A J S E T E G U W H C F E
R L O N I P N J P E P M U N S A H I N E M O S
B V R O L N T U B S A D W S H R L E T W L R C
L M E M O R Y F O B U A H M N S O P N J K T Y
K O I C V G E E W H J R U E R D X C V H I N E
I G R I E F V S F S O K V H I C E X R L E P M
E E T W Y G E C E R S H R S E P T U E R O X T
D P N J O U R S S I R U T R L E A W H I N V D
R C V H U O L L C E B M O I C T W R S E P M E
E W S D N W N E X R C O N N E C T I O N A Z P
T R E E S E P M U E R R I M H R S E P M N T S
```

关注你的呼吸（偶尔）

当你出现焦虑或抑郁情绪时，一些临床医生和导师会建议你多关注自己的呼吸或身体的其他感官。但当你面对的是由死亡、伤痛或慢性病所引发的焦虑问题时，过度在意身体感官只会让情绪更加糟糕。

不过，有一种呼吸法对缓解情绪有所帮助。

创伤科学和神经生物学的相关研究均表明：当你感到异常焦虑时，可以通过延长呼气的时间帮助缓解神经系统的紧张感。这个简单的动作能有效阻止极易增加焦虑感的压力激素的泛滥。

情绪崩溃时，牢记一个简单的指令远比记住一整套复杂的做法要容易得多。有鉴于此，当你感到焦虑时，记住这个简单的方法：延长呼气的时间（呼气的时间比吸气的时间长）。

正所谓"大道至简"，这一举动完全在你的可控范围内，既简单又有效。

情绪控制

悲伤并不好受，总有些时候，悲伤对你来说太过沉重，你实在没办法比其他人做得更好。毫无疑问，总有一个合适的时间和地点让我们来安放那些庞大的情绪，但杂货店不是个合适的选择。

那么，倘若你在毫无防备之下突然被巨大的情绪洪流所淹没（例如突然的恐慌，或者仅仅是一时间有太多的情绪交织在一起），你又能做些什么？答案是：将注意力转向周围环境，不要去关注情绪本身。你可以数数，或者将周围的可见之物一一罗列出来，这样有助于你冷静下来。

当你将关注的重点从自己身上移开，继而投射到那些日常的、重复的、不带任何感情色彩的对象上时，痛苦便不会加剧。以下是一些示范。

- 数一数你身边所有橙色的东西。给它们命名。
- 从字母表中选择一个字母，然后说出所有你能想到的以这个字母开头的单词。
- 从 100 开始倒数，每隔 7 个数数一次。
- 列出所有你知晓的动植物的名称。

你选择关注的具体对象是什么并不重要，重点是它们一定要是日常生活中的，以便你能轻松重复这一聚焦过程。你并不是在试图解决任何问题，只不过是要给大脑找点事情做，让它冷静下来。

倘若每隔一段时间你就会感到情绪不堪重负，或许你可以考虑随身携带一个小巧的笔记本和一支笔，作为这项练习的专用工具。

现在就来试试吧

不要等到情绪已然崩溃才来做这项练习。拿一支笔，在下方空白处罗列出你周围所有橙色的东西。（有橙色的笔吗？就用那支笔来写！）

再来试试另一项练习！写下所有你能想到的以字母 K 开头的词。（如果你把屋子里所有的东西都写上了，或者你已经想不到更多的单词了，就停下笔吧！）

再来一个：列出所有你记得的植物或者花卉的名字。你也可以把它们画出来。

为应对艰难时刻准备一张"计划表"

既然你已经完成了之前的练习，那么就为未来的自己提供一些帮助吧。在下方空白处列出一张清单：在特定情境下，如果情绪不堪重负，你会做些什么？数东西？说出它们的名称，还是倒背字母表？

装饰一下清单，让它看上去既简洁明确，又令人安心。附带一则简短的信息，提示自己在情绪的风暴中记得找到一个锚点。用手机拍照保存，需要的时候随时拿出来用。

要记住，当巨大的痛苦俨然已超出你的承受能力时，远离痛苦是对自己的一种仁慈。
这是用爱和尊重抚慰自己的方式。竭尽所能渡过你的情绪洪流吧，
在有足够的能力和依仗时，再回来面对自己的痛苦。

睡眠问题

悲伤令人身心俱疲。想要熬过这段必经的伤痛，睡眠是首选的辅助方式：睡眠有助于缓解焦虑、调节情绪，让你更加游刃有余地面对生活中的各项挑战。但问题在于，悲伤同样会极大地干扰你的睡眠。

毫无疑问，总有些东西可以帮助你好好睡上一觉，但我们都知道，悲伤从不遵循既定的规则。就算你无法酣睡一场，也需要好好休息。

任何涉及睡眠的问题，你都可以求助医疗团队（无论他们是主张对抗疗法还是综合疗法）。与你信任的医护人员聊一聊，寻求提高睡眠质量的方法。

在下表中列出可能有助于 / 妨碍睡眠的事项。

有助于我的睡眠	妨碍我的睡眠

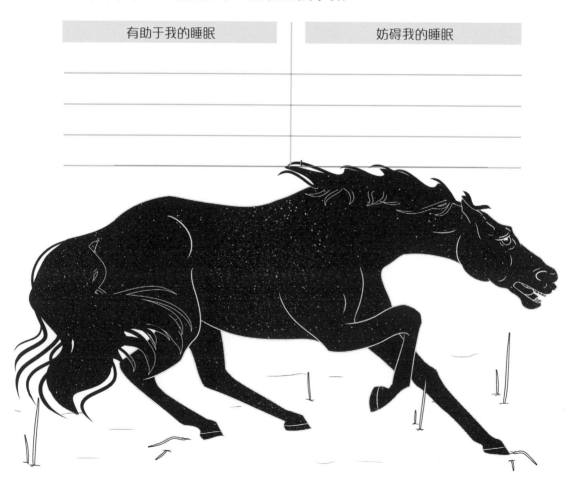

由悲伤引发的噩梦

相较于其他情形，人在极度悲伤时更需要睡眠，但你可能会因为害怕梦到自己失去的人而根本不想睡觉。

毕竟做噩梦的感觉糟糕至极。

人在陷入悲伤情绪后反复出现的梦境，或者那些重复死亡信息的梦境，实际上是健康且必要的。睡梦状态时，大脑会进行一项深入而繁重的工作——将"失去"这一现实拆解成碎片，让我们更容易接受。

所以，你在经历了一个痛彻心扉的噩梦之后，与其分析梦境背后的含义，不妨将其视为大脑正在尽力"消化"这份失去——就这样告诉自己。反复对自己说："我正在试着接受这件事。"从噩梦中惊醒时，这样做有助于舒缓你的神经和大脑。

在下方空白处列出一张简短的清单：从噩梦中惊醒时，做些什么有助于你安抚自己。如果你睡觉时习惯把手机放在旁边，就把这张清单保存在手机里，这样会方便很多。

第 7 章

休息与恢复

悲伤是一个漫长的过程。想要熬过去，你需要寻求一些慰藉以提供支持与滋养。

你需要找些地方来休息，习惯于问自己需要什么，知道如何为自己补充能量。此外，你还需要适时的提醒以帮助自己稳定下来，因为悲伤正在消解并重构你的人生。

本章的练习将帮助你弄清楚这一切。

给自己搭建一座"毛毯堡垒"

让我们来寻找一些慰藉。构想一处可以从中获取安全感和滋养的景观，在下页将其再现出来：景观可以是室内的，也可以是室外的，真实的或者虚构的都无妨，你可以把它画出来，或者用拼贴画的方式完成。任何能够给予你支持、让你感受到爱与抚慰的东西都可以添加进去。倘若你不知道该从哪里入手，就先用毛毯给自己搭建一座"堡垒"吧，然后再一步一步来。

PS：想象这里就是你的"幸福彼岸"，哪怕是在不开心的时候。

瓶中的信息

　　有时候，一条意外的消息会改变你一整天的心情，给一段艰难的时光带来些许轻松感（甚至是幽默感）。在下面几页的明信片上给未来的自己写几封"情书"（本书提供了下载链接）。特定的摘抄内容、认可或鼓励的话语也大有裨益。沿着虚线将明信片剪下，将内容复制到厚一些的卡纸上，留下你的讯息和地址，然后把它们交给你的一位朋友，拜托他每隔一段时间寄给你一次（或者你也可以寄给自己）。你很容易就会忘记当时自己到底写了些什么，所以在收到明信片时一定充满了"惊喜"。

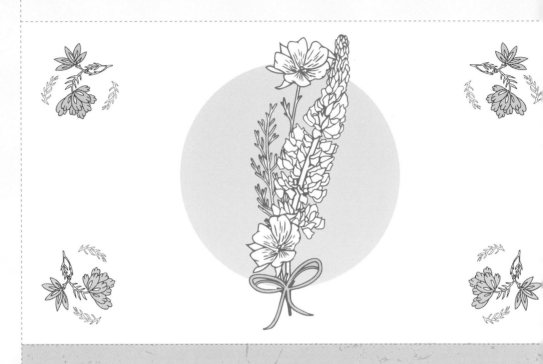

有些事我们无能为力。

我们只能承受这些事。

@hereaftersocial

@hereaftersocial

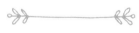

愿你的生活中

有一座宁静平和的小岛。

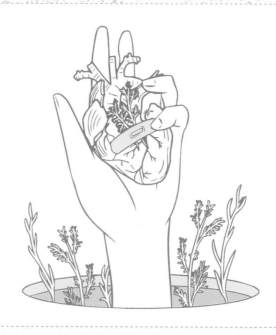

@hereaftersocial

@hereaftersocial

一次充满想象力的自我审视

你内心世界的运作机制就像一个从呼叫到响应的过程：你"呼叫"一个图像，那么图像就会出现。这一机制偶尔反应有些迟缓，图像不会立刻浮现出来，但它终归会显现。让我们花些时间审视一下那处内心世界。（这项练习可能多少会带点神秘色彩，不过也不用太在意。）

1. 拿出你最喜欢的写作或者画画工具。

2. 花些时间让自己集中注意力，但并不是要你一定要调整好自己的状态，或者做好万全的准备，仅仅是让自己关注当下即可。做几次深呼吸。

3. 问自己一个问题：我内心的状态如何？

不要仓促行事，耐心等待某个影像浮现。内心的"眼睛"可不是什么快餐店，你要给它一些时间。如果你脑海中一片空白，不妨再问一遍，等待内心的反馈。让影像自行浮现，不要试图去操控或者改变它们。

你会看到某个影像。可能实际上它就是一个简单的心形，但我们的思维往往会用隐喻或象征符号包裹它。因此，浮现出来的可能是某处风景、某个物体，或者某个地点、场景；也可能是一种颜色、一种感觉，而非一张图片。召唤出来的影像代表了你此时此刻内心的想法。

将你看到或者感受到的东西描述出来，花点时间去体会。如果出现的是一张图片，描述它的样子；如果是一种感觉或者情绪状态，同样将它形容出来。不要着急，去挖掘和体会到底发生了什么。你内心的状态究竟如何？

　　对于那些回应你的东西（或者你看到的），你或许会感到惊讶。那张图片或者那种感觉或许会令你释然，但也可能不会。然而，有时就算一片真真切切的残骸之景都可以让人松一口气。

　　当你用足够的笔墨描绘出自己的所见所想（或者绘制出足够多的细节）之后，不妨退后一步。

　　可以窥见自己的内心状态，你作何感受？

　　在本页写下你的答案。

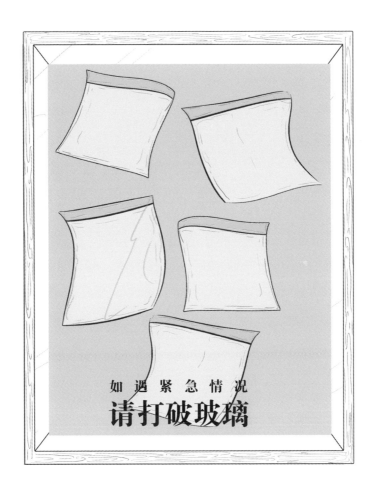

紧急情况

在空白卡片上写下来自朋友的寄语、特殊的摘抄内容和给自己的重要提醒。当你感觉前路一片黯淡时，闭上双眼，让手掌在纸页上转几个圈，然后伸出手指穿过上图中的"玻璃"，选择其中一条信息。

若想体验感更逼真些，制作一个"紧急情况"专用的盒子，可以用鞋盒或者其他漂亮的容器，然后把来自朋友的寄语、摘抄内容和给自己的信息统统塞进去。当你需要一些支持的时候，就从中取出一张卡片。

一张清单：真正照顾好自己

倘若你在社交媒体上搜索"自我照顾"（self-care），一定会有很多水疗建议和图片跳出来。水疗护理是个不错的选择，但若作为"自我照顾"方法的代表，它所提供的途径实则非常有限。琳琅满目的水疗建议仿佛是在假定和暗示，每个人在享受完一次高质量的足疗后都将收获身心的滋养，重新焕发生机；只要通过正确的面部护理外加一杯完美的混合果汁饮料，整个世界都会回归正途。此外，那些被频繁提及的"自我照顾"措施更多地预设了一种财富等级或准入门槛，它们并非适用于所有人，你需要做出更好的选择。

当你感觉疲惫时，良好的自我照顾措施有助于你休息和精力恢复。定期自我照顾则可以防止你彻底陷入精力耗尽的状态。正如教育家凯特·坎菲尔德（Kate Kenfield）所言，良好的自我照顾措施可以帮助人重新振作，以最期待的方式重新参与到生活当中，更从容、更平和地应对各类挑战。你不再害怕露面，生活也可以继续。

持续的自我照顾更像是日常惯例，而非一次性事件。假如你有一整套护理菜单可供选择，想要照顾好自己就会简单得多。提前做好准备，找到妥帖照顾自己的方法，是一份很棒的礼物。

除了预约水疗之外，以下是一些"护理菜单"的参考内容。

- 养成习惯，时常问自己需要什么。某天，你可能想做些运动。而另一天，你可能要花时间去反思，进一步摸索自己的情绪状态。如果不提问的话，你不会知道自己到底想要做什么。
- 寻找可触碰的慰藉，例如一次按摩、一个热水澡或一双暖和的袜子。
- 观看或参与一些娱乐活动，例如带狗去海边、看水獭的视频、跳一场你能想到的最滑稽的舞蹈……任何看上去有点犯傻的事情都可以。

- 去风景优美的地方逛逛。列一张简短的目的地清单以供选择，例如去特定的艺术博物馆、大教堂、植物园或者公园。
- 定期去创作东西。将你最喜欢的美术用品统一收到一个盒子里，以免在需要的时候四下翻找。短短几分钟的绘画或涂鸦也有助于你放慢节奏和减压。
- 与人接触。和对的人相处有助于你恢复精力。将适合联络的朋友列一张清单，直接见面或在线沟通都可以。要记住，不同的人擅长的事情也不一样——在你感到伤心、需要有人倾听的时候，适合找谁；而当你躁动不安，想要来场冒险时，可能需要的就是另外一个人了。

在下方横线处补充你自己的想法。

事后自我照顾

　　如果有些事令你感到不适，但又无法避免，比如同律师见面、取爱人的骨灰或者熬过某个纪念日，你可以提前准备好能为你提供滋养、给你安慰的东西。

　　当你参与到某些重大的情感活动中时，你可以提前设置好计时器，给自己一个结束的时间点。例如，在整理死亡相关的文书之前，设置一个 90 分钟的倒计时。或许这看上去有点儿傻，但给自己一个明确的终点有助于你应对棘手的情绪事件。

参考下方清单上的建议，让未来的自己能够更加轻松地面对这一切，在空白横线处补充你自己的想法。

- 准备好散步所需的全部"装备"：外套、鞋子、耳机、钥匙。在开启有挑战性的任务之前，设置好计时器，听到声音响起时，出去散个步。

- 当你希望某件事结束时，请一位朋友给你发信息。告知他们具体的时间，拜托他们定好闹钟，这样就可以提醒你。

- 出门之前，准备好茶壶、你最喜欢的杯子以及醇香的茶叶。把你最舒适的衣物叠好放在一边。等回到家时，你要做的仅仅是把水烧开，换好衣服。

- 事情结束后，邀请你的朋友们看一场电影。告诉他们，虽然你可能并不想说话，但他们的陪伴对你来说至关重要。

- 某项事务或活动进行中时，请朋友为你点一根蜡烛，然后给蜡烛拍张照，每隔一段时间发送给你。知道有人在某处正想着你，可以帮助你渡过困难时刻。

_____

_____

_____

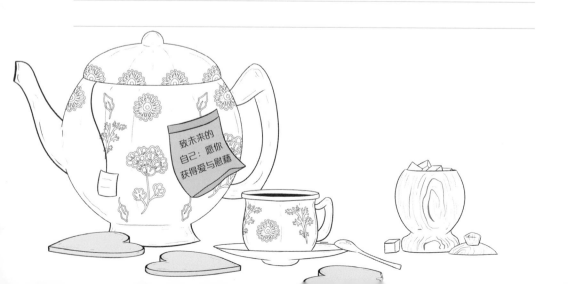

最重要的是善待自己

你所经历的这一切并不轻松。请对自己好一些，虽然这不会改变悲伤本身，但多少能让你的大脑和内心好受点。

但问题的棘手之处在于……善待自己是最难的。我们甚至可以对世上最冷酷之人报以善意，但善待自己？不，绝无可能。我无法善待自己。我不能如此轻易放过自己。

如果你极端反感"善待自己"这个念头，没关系，因为有类似想法的不止你一个人。对每个人来说，这都不是件容易的事。

鉴于"善待自己"这件事实施起来困难重重，所以日常中设置可触及的提示十分必要。尝试去善待自己，哪怕只有几分钟都好。即便无法顺利抵达终点，至少努力去尝试，持之以恒地朝着那个方向前进。

今天，你有没有对自己好一点？眼下这一刻呢？把你的答案写在下面。

悲伤需要善意。善待自己，为了你必须要经历的这一切。

有关如何善待自己的一些建议

善待自己可以是想睡多久就睡多久，不必因此对自己大呼小叫。

善待自己可以是拒绝参加某次社交聚会。

善待自己可以是当你抵达停车场时立刻调转车头，因为现在对你来说，买东西是件很难的事。

善待自己可以是让自己喘口气，不苛求自己。

善待自己可以是偶尔推自己一把，将自己拖出分散注意力的柔软巢穴，去探索痛苦中更广阔的天地。

善待自己的方式并非一成不变，但你应一直坚守这个承诺。它是你安全感的来源——知晓你不会放弃自己，你会尽己所能地善待自己。当整个世界变得陌生，开始动摇时，善待自己的承诺或多或少会为你提供一些安稳感。

宣言：我会照顾好自己

假如让你创作属于自己的宣言，它应该包含什么内容？

在实际的治疗当中，我经常会用飞机安全须知来做类比：你在遇到麻烦或者危险时，先戴好自己的氧气面罩，再尝试去帮助他人。我会提醒大家，在面对悲伤情绪时，你也要优先考虑自己。想要熬过去，你必须关心和照顾好自己。

一则关于照顾好自己的宣言就像一张生存路线图。当你感到情绪不堪重负，或在悲伤中迷失方向时，它可以起到适时提醒和路线修正的作用。它是对你始终忠于自己的支持和鼓励，即便与整个世界为敌，你也只需听从内心真正的渴望。它可以帮助你善待自己，而非进行自我鞭挞。

或许"宣言"这种表达有点夸张和自大。但认真来讲，你必须格外关注自己的需求，优先考虑自己：设法让类似的举动实施起来更有效、更简单、更从容，然后持之以恒——这才是最重要的。

关于"我会照顾好自己"的宣言可以浓缩成四个字：善待自己。它还可以是你写给自己的一封情书，或是值得铭记于心的十余件事。在下页创作出属于你自己的宣言。为它做些设计，令其看起来赏心悦目，且寓意鲜明。用手机拍照保存，你也可以将它设置为电脑的桌面背景，或者贴在冰箱上。你还可以到处都贴满它。

愿你善待那个悲伤的自己。

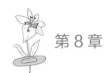

第 8 章

分散注意力的好处与风险

悲伤之人往往处于两难境地。如果将自己的所思所想完整地表达出来，人们会说你太"情绪化"，生活还要继续；如果你将情绪藏得滴水不漏，这就是在"拒绝"面对真相。如此看来，大多数人选择将悲痛埋在心底也就不足为奇了。

但实际上，没有人要求你一口气承受住全部的悲痛，没有人能做到。你要给自己一些时间，看向别处，转移视线，让自己变得麻木。

如果悲伤对于你来说是陌生的[注]，你将每时每刻都处于那种强烈的情绪伤痕中。于是，痛苦变成了全部：它令你筋疲力尽、身心交瘁。

某天、某些时刻，你可以将目光聚焦于自己那颗被伤透了的心；但另外一些时候，想要维持住那份凝视几乎是天方夜谭。

当你已深刻体会到内心的痛苦，且难以承受时，对自己多一点同情：善待自己，当痛苦过于沉重时，允许自己将目光转开。必要时，远离痛苦本身无可指摘。

当然，你也可以让自己变得麻木起来。麻木本就是悲伤的一部分。当"失去"令你心烦意乱时，你需要转移自己的视线，这再正常不过，甚至可以说这种做法是健康的。这正是善待自己的一种方式，而善待自己很重要。

然而有效分散注意力的方法并不易寻得。不是说你看几场电影就可以将悲伤的情绪"打发掉"（实际上，电影院是最不易于分散注意力的几个地方之一）。有效的方法能让你转移当前视线的焦点，允许别的一些东西暂时成为"舞台上

　　㊀　你可以自行定义何为"陌生的"。

的主角"，给自己一些喘息的空间。但凡什么事令你能有一时的解脱或感到如释重负，就朝着那个方向前进吧。

定期审视自己内心的状态，明确自己到底需要什么。每天，甚至每小时，你的需求都会有所不同。在你投入一系列分散注意力的活动之前，你要先同自己建立联结。问问自己，什么才是你需要的，如此一来，你才更有可能真正找到自己所追寻的东西。但在注意力被分散之后，你还是要留心观察自己的状态，看看你选择的方法是否弊大于利。

提前规划

在实际需要之前，预先拟定好一份"分散注意力"的计划表，这既是在照顾自己，也是在善待自己。一点点的努力就可以帮助你走很远。

在下方的范例表单中，重点标记出你曾经尝试过的活动，圈出你想要尝试的东西。你也可以在末尾的横线上补充其他内容。

- 锻炼
- 看电视
- 听一个新的播客
- 绘制一幅曼陀罗
- 小憩一会儿
- 做志愿者
- 给朋友做蛋糕
- 看一场电影
- 去海滩
- 在身上绘制文身
- 成功按一道复杂的食谱做出食物
- 在林中散步
- 打电子游戏
- 阅读一部奇幻小说
- 逛书店

- 尝试一种新的运动
- 参加一门你从未涉猎过的课程
- 来一场艺术消遣：逛画廊或者博物馆
- 在花园里劳作
- 来一场公路旅行
- 进行一项家庭改造计划
- 练习说一门新的语言
- 列举出所有你能想到的动植物名称
- 花时间去寻找美好或积极的事情
- 开启一场"寻找美"的游戏（找到30件小巧而精美的东西）
- 选择一个你喜欢的博客，阅读里面的全部内容

_____

_____

分散注意力的结果

回过头重新看看你在第 5 章中完成的练习。在记录的所有活动中，筛选出你认为有助于分散注意力或放松情绪的内容。思考一下，你更倾向于利用哪种方式分散注意力？真正实践之后，你的感受又是怎样的？你希望获得的感受是什么？你是否从那些活动中得到了自己想要的？让我们来一起看看。

例如，为了关掉今天的"情绪开关"，你选择一边听播客一边跑步。你希望跑步能缓解自己的焦虑，让身体变得疲劳，这样晚上才更容易入睡。跑完步之后，你显然很疲惫，至少在跑步的过程中，没有任何焦虑的思绪困扰你。把上述内容做个简要整理，如下所示。

> **我感觉**　焦虑和疲惫
> **我想要**　减轻焦虑，获得更多的睡眠
> **我选择**　跑步三千米，听一个小说播客
> **结　果**　真的非常累，暂时摆脱了焦虑情绪

但有时候，你并不能从特定的活动中得到想要的。也许你听的那个播客恰好有一条悲伤的故事线；抑或在"刷剧"时吃下一整张比萨的感觉真的很棒，但是它会严重影响你之后的睡眠。诚然，你仍可继续选择那些具有短期效应的解压活动，但了解其可能出现的后果有助于你做出更明智的决策。此外，你还会意识到，明知跑步让你受伤了，但你还是决定继续跑，因为你在惩罚自己。把事情一一记录下来，以便你观察何时"心不在焉"恐将成为一个危险信号。

将你用于关闭情绪开关的做法记录在下面：

> **我感觉**　＿＿＿＿＿＿＿＿＿＿＿＿
> **我想要**　＿＿＿＿＿＿＿＿＿＿＿＿
> **我选择**　＿＿＿＿＿＿＿＿＿＿＿＿
> **结　果**　＿＿＿＿＿＿＿＿＿＿＿＿

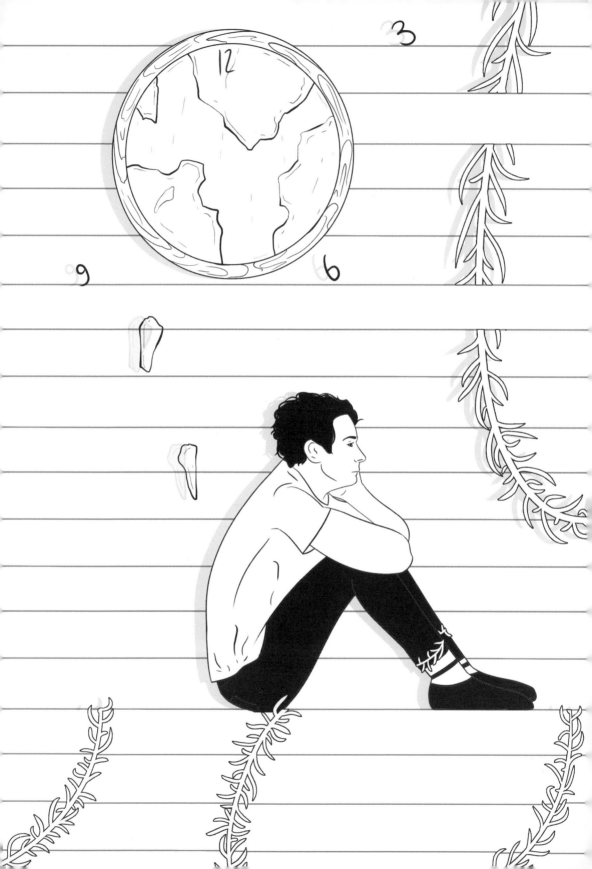

多少是多

人在悲痛欲绝之际，会想让自己变得麻木。寻求解脱固然是一种健康的尝试，但终日处于幻想状态则不然。让我们来仔细研究一下你所熟知的那些分散注意力的活动吧。有关"多少是多"这个问题，我们先来举两个例子，然后在下方空白处记录下你的一些惯常做法。这份记录将帮助你在有效的"分散注意力"与彻底的"精神恍惚"之间找准方向。

活动	电影马拉松⊖
频率	一整天，每一天
结果	一天结束时，我感觉就好像宿醉似的：眼前一片朦胧，且行动迟缓

活动	有意识地保持积极的态度
频率	我唯一允许自己呈现出的精神状态
结果	什么意思？一切都再好不过啦！

活动	
频率	
结果	

活动	
频率	
结果	

活动	
频率	
结果	

⊖ 电影马拉松指观看 26.2 小时的电影，就像马拉松比赛是 26.2 英里（约 42.2 千米）。——译者注

还有一点你要特别注意：固然可以尝试给自己设置一个"情绪开关"，但某些行为还是很危险的。一旦你发现自己开始滥用药物、酒精成瘾、伤害自己或者存在可能伤害自己或他人的鲁莽／危险举动，请务必主动寻求他人的帮助。本书的参考资料部分也提供了必要的协助。帮助无处不在。

第 9 章

我们来聊聊"愤怒"

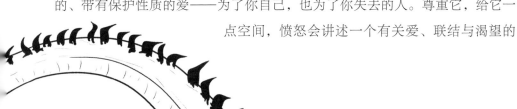

在我们的文化里，通常不会对愤怒做太多正面的评价。愤怒和悲伤一样，总是会引发人们内心最深处的不适：一时的怒气情有可原，但愤怒的情绪需要尽快移除，还不能闹得人尽皆知。

你本就不应该生气；无论发生什么事，你都应该保持冷静。不要大惊小怪。因为无力改变的事情生气毫无意义。

但愤怒是很正常的事，因为它是一种健康的人类情绪。

愤怒应当被聆听——无论是在本书中，还是在你的生活中。

任何一种情绪都是对某些事情的反应。例如，愤怒就是对一种不公平感（injustice）的反应。无论这种"公平"是否具备逻辑性，或者某些事情的发生是否有特定的原因实际上并不重要。

你当然会生气：无论发生了什么事，你都觉得不公平。听到旁人那些毫无助益的奇怪言论，你当然会生气——就算他们是"好意"，也不代表其言辞不会给你带来困扰。

人在表达愤怒时，所展现的仅仅是一种能量、一种信息。某些情形下，愤怒能够赋予你力量，帮助你直面自己理应面对之事。愤怒亦会转化为一种强烈的、带有保护性质的爱——为了你自己，也为了你失去的人。尊重它，给它一点空间，愤怒会讲述一个有关爱、联结与渴望的故事。它没有任何错。

当我们试图压抑愤怒，剥夺它发声的权利时，我们同样也在压抑真相和我们的生命力——我们对自身、对所有在意之人最真切的关注。

与你的愤怒面对面，尊重它，给它空间——所有这些做法都大有裨益。给不公平感和愤怒一个发声的机会，与它们建立联结，给它们一个发泄的渠道。它们是你的一部分，它们理应存在。

你当然会愤怒

一旦可以心平气和地讨论愤怒，想说的话肯定有很多。在下方空白处快速写下"我当然很生气"这句话，不要想太多。

然后，从这里开始，看看笔端又会流露出什么来。持续写十分钟，或者在你感觉可以结束的时候再停笔。

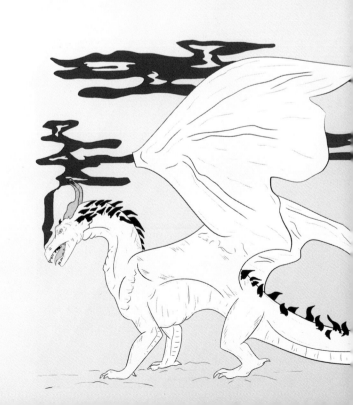

愤怒值计量器

对大多数人来说，与愤怒建立一种健康的关系是之前从未涉足过的事，所以要先正确认识你的愤怒等级。同其他所有情绪一样，愤怒感会忽高忽低，也会转移和改变。根据你今天的愤怒等级，给下方的愤怒值计量器上色。

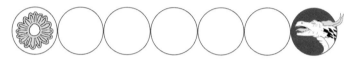

这是你明天的愤怒值计量器，同样给它上色。

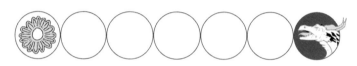

你也可以自行设计一个愤怒值计量器，用来做定期检查。了解自己的愤怒等级是一个不错的开端，以此为契机同这一饱受诟病的情绪建立起全新的联系吧。

找到你的愤怒点！

愤怒的形式多种多样，令你怒发冲冠的事情或许在旁人眼中微不足道。下页图片中的一些反馈可能会令很多人感到不适。划掉那些不会让你恼怒的内容，然后添加你自己的答案：惹你生气的言辞，抑或令人心烦意乱的场景，例如去法院或者联络客服。

如果上述内容让你想扔掉这本书的话，不要犹豫，行动起来！
只不过……记得小心不要打碎什么东西就好。

至少你和他们一起生活了很长一段时间。

万事皆有因。

你应该更加学会感恩！

他们去了更好的地方。

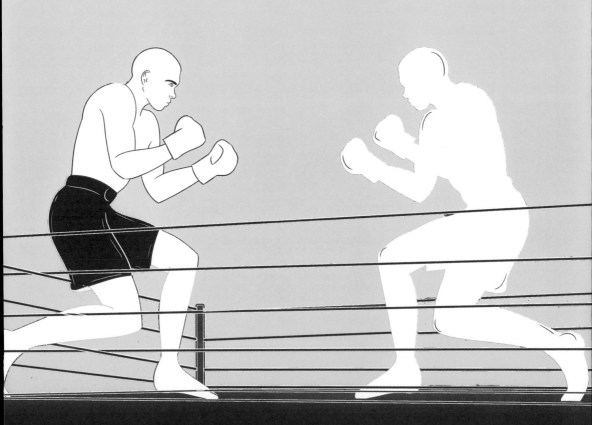

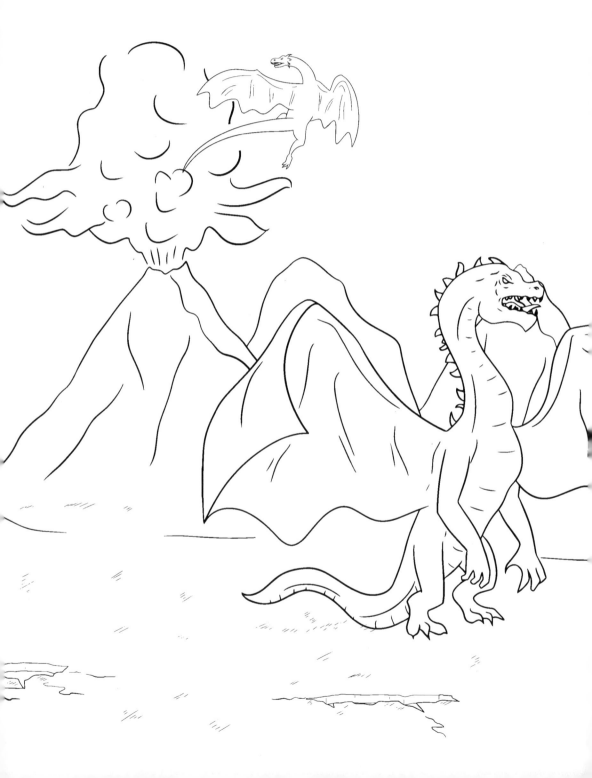

愤怒之地

今天，你的愤怒栖息在哪里？它是在飞龙的身边喷火，还是躲在火山一侧的碎石里？也许它是一只游荡在开阔平原上的塔斯马尼亚恶魔（Tasmanian devil，学名袋獾）——出来跑上一圈，然后把怒意洒向大地。

给这几页的场景上色。挑选一处今天你想待的地方，带着你的愤怒"为所欲为"吧！

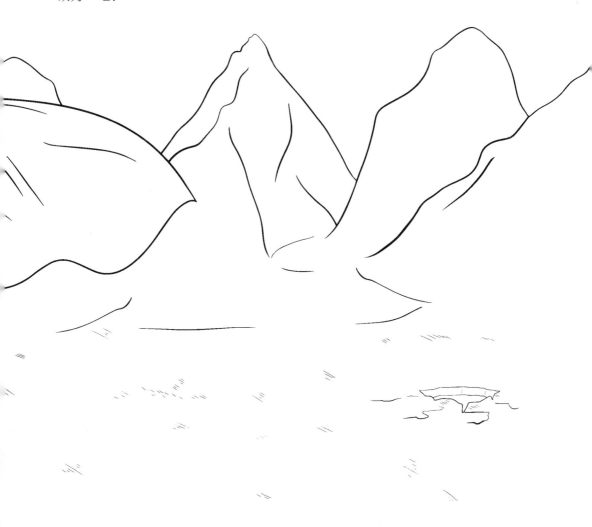

愤怒时可以做的事

表达愤怒的方式林林总总、不一而足。以下只是其中几个例子。

- 呐喊
- 用力砸东西（但是注意安全第一！）
- 演奏不和谐的乐曲（或者听类似的音乐）
- 画画（尺寸不限，乱涂一气或者精雕细琢均可）
- 锻炼（让那股情绪能量动起来！）
- 举重
- 向朋友倾诉
- 开始一项行动
- 给予某人支持
- 为自己发声

利用你的愤怒情绪做点什么，总比尝试去压抑它要好。一旦意识到愤怒情绪有其存在的权利，你就会更有效地利用它。

在下方列出你可以利用愤怒情绪做哪些有建设性意义的事情。

愤怒时我会做些什么

安全第一

直面愤怒情绪容易令人惶恐。倘若你觉得愤怒的情绪负担过重，不妨求助值得信赖的朋友或者治疗师，询问他们是否愿意听你表达愤怒。这就相当于把选择权交给他们，如果他们同意，便会做好倾听的准备，这样一来，你也就明白，他们愿意去聆听你的愤怒，不会试图催促你赶紧摆脱掉那种情绪。

在下方空白处列出哪些人愿意听你表达愤怒之情，以及哪些地方你认为是安全的倾诉之地。

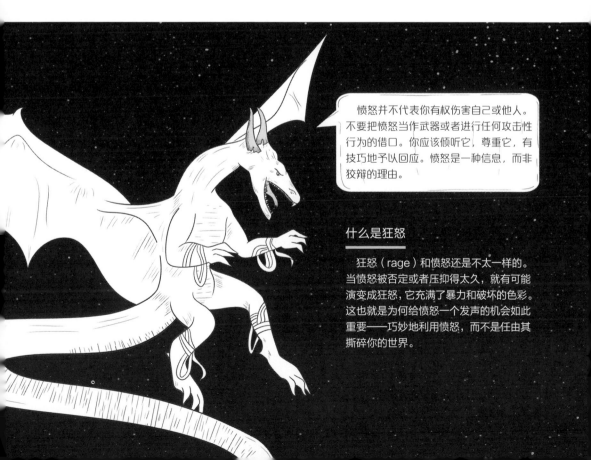

愤怒并不代表你有权伤害自己或他人。不要把愤怒当作武器或者进行任何攻击性行为的借口。你应该倾听它，尊重它，有技巧地予以回应。愤怒是一种信息，而非狡辩的理由。

什么是狂怒

狂怒（rage）和愤怒还是不太一样的。当愤怒被否定或者压抑得太久，就有可能演变成狂怒，它充满了暴力和破坏的色彩。这也就是为何给愤怒一个发声的机会如此重要——巧妙地利用愤怒，而不是任由其撕碎你的世界。

愤怒是一种微妙的情绪。我们并不会时常谈论它，所以想要表达愤怒，你必须用很大的声音才行。填写下方的"愤怒誓约"，有助于你疏导愤怒，给予其应有的敬意和尊重。

愤怒誓约

本人，_____，

特此承诺，将愤怒视为值得信赖的信息来源。

每当我遭遇不公正的对待，每当有人践踏了我的底线，愤怒

会让我知晓。它值得我的尊重，它有权表达自己。

从今天起，我将通过以下途径来

表达和发泄我的愤怒：

_____

_____

_____

我将利用愤怒的情绪去激发或创造：

_____

_____

_____

随着我对愤怒和自身的了解愈发深入，

我保证会更加游刃有余地利用这种情绪。

签署日期：_____年_____月_____日

签名：_____

第 10 章

有利位置

　　同悲伤相处属实不易。安全度过每一天可能已经耗尽了你的精力，但记录下自己所取得的进步也很重要。花时间去梳理和见证你的进步，提醒自己什么才是重要的，有助于你更从容地应对悲伤。

　　你的痛苦需要得到你的善意、同情、坦诚和照料。休息一会儿，暂时停止你对于愤怒的探索，给下方的图片上色，之后再次观察一下你周围的环境。

休息一会儿

花些时间回顾一下截至目前你在本书完成的内容。（即便完成度不及百分之百也不要紧。这本书不是测验，这些练习也不是任务。我们仅仅是回顾一下你完成的部分，对于没有完成的也不用有太大压力。）

你是否取得了某些进展，或者一些你此前未能意识到的东西是否逐渐变得鲜明起来？

你对自己、自己的悲伤是否又多了些了解？有什么令你感到惊讶的事吗？

设置好计时器，在下方写出这些问题的答案。如果你感到无从下笔，或者需要一个触发点，不妨试试以"我没想到这件事会这么难""我都不知道其实我需要……"，或者"我以为我会发现……"为开头。

倘若你还是没有头绪的话，不妨直接写"我不知道……"，然后将后半句补充完整，根据你的需要，写多少次都可以。

写给自己的信

想要在悲伤中站稳脚跟绝非易事。沉重的情绪、如潮水般的记忆、心烦意乱的遭遇——这些都有可能使你失去平衡。使用下方的卡片给自己写下提醒：面对困境与挣扎，什么才是重要的，什么是需要铭记在心的。你也可以摘抄那些你认为有意义的句子。

在这页放置一枚书签，以便于翻找。你也可以在本书提供的下载链接中找到本页内容，打印后把每张卡片逐一裁开，随身携带或者放在某些"战略要地"，例如浴室的镜子上或者车里——放在任何你需要一些鼓励的地方。

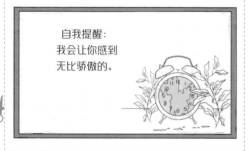

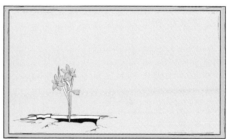

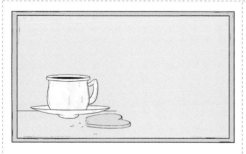

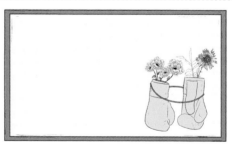

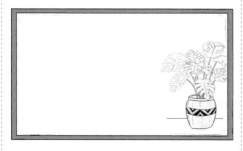

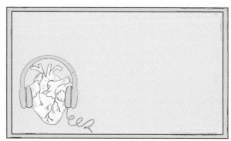

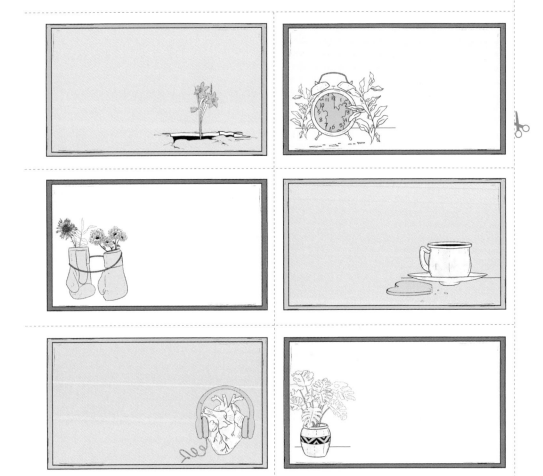

我们都需要一个界限（即保护圈）

悲伤仿佛无孔不入——任何事情都会给你造成影响（通常是消极的影响）。适当的边界（无论是情绪上、身体上还是人际关系上的）有助于你控制自己的行为举止。想象一下，你正身处下方的圆圈当中：画出或写下有助于你集中注意力的东西（或者至少不会挑动你敏感的神经的东西）。在圆圈外，画出或写下会打破平衡的事。例如，你可以在圈外写"没日没夜地上网"或者"邻居冒犯地问东问西"；在圈内你可以写"拥抱大自然"或者"创意播客"。

预兆：过于巧合的事绝非偶然

一首恰到好处的歌、掠过的飞鸟或者突如其来的信息，脑海中刚刚闪过这些念头，它们便仿佛"心有灵犀"般出现了——几乎所有伤心人都曾遇见过类似的情形，它们仿佛某种预兆。

但我们通常不太会公开谈论这些，只在私底下小心翼翼地彼此分享。否认也好、解释也罢，我们甚至会发誓说自己根本不相信这些所谓的"预兆"，因为我们没那么脆弱。

没有人愿意被视为弱者。

"一切恰到好处，完全不像是随机出现的"——也许只是你的大脑在刻意这么想（其实也无妨），抑或它们实际上预示着某些更大的奥秘，只不过我们暂时还未发觉，这都不重要。重要的是，你可以从中得到抚慰或建立某种联结。

在本页记录下你曾经体验过的各种预兆、梦境和巧合之事——它们往往"分毫不差"，完全不像是随机出现的。

你可以将任何迹象视作某种"预兆"，
旁人无权决定它对你的意义。

更加有趣的尝试：创造"巧合"

谁在沙滩上给你留下了那颗大大的心形印记？为什么咖啡店盥洗室的镜子上会贴一张"我爱你"的便签？显而易见，它们都是为你精心准备的，但到底是谁做的呢？

传播小小的"爱的便签"是你同他人建立联结的一种方式，你可以借此为他人施展一个微型魔法。头脑风暴一番，然后在本页写下各种充满创意的信息传递方式，等待他人在其最需要的时刻去发现。

假如你愿意分享自己的秘密行动，把照片分享到社交媒体上吧！

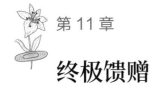

第 11 章

终极馈赠

悲伤给予我们的馈赠，源自对这场"失去"的透彻领悟。诚然，这不见得是桩公平的交易：用你的人生来换取这份"来之不易"的馈赠。

也许你现在开始对一些"胡说八道"不屑一顾，也许你早已把那些该抛却之物剔除出了生活，也许你变得果断而大胆，因为在经历过人生中最糟糕的事情之后，你已然无所畏惧。就算生活充满紧张感，也可能是福不是祸。也许透过悲伤，你反而能更多地察觉到这个世间的爱。

即便你还是愿意用全部这些"馈赠"去交换曾经的人生，悲伤也并非一无是处。

本章将引领你探索来自悲伤的馈赠——你可以将悲伤放在一旁，坦然地接受馈赠。

第 13 位客人

在西方文化里，数字 13 可谓声名狼藉。碰巧赶上星期五的 13 号被视作不吉利的；一些建筑甚至会直接跳过 13 楼，12 楼之后就是 14 楼（仿佛跳过一个数字就能避开厄运似的）。对于数字 13 的恐惧在精神病学当中甚至专门有一个术语：数字 13 恐惧症（triskaidekaphobia）。

　　对于数字 13 的偏见，就连童话故事也不能免俗。在原版《睡美人》（*Sleeping Beauty*）［格林兄弟称作《野蔷薇》（*Briar Rose*）］中，国王和王后只有 12 套金餐具，但精灵有 13 位。国王和王后没有试图多准备一套餐具，而是直接决定少邀请一位精灵。后来的故事版本将第 13 位精灵描绘成一个邪恶的巫婆，她之所以不在受邀之列，是因为本身性格不够讨喜。

　　这一丑陋的老巫婆形象反复出现在日后的诸多故事当中——有时她是巫婆，有时她是恶毒的继母，抑或某位不受欢迎的客人。无论她的身份如何，所带来的效果都是一样的：她的出现会令人倍感不适。

　　她永远不会出现在宾客名单上。

　　但在许多故事当中，那个老巫婆最终还是会在派对现身。

　　作为第 13 位客人，与她相伴而来的是令人不安的祝福或"礼物"。通常来说，这份"礼物"都与死亡有关。

　　值得注意的是，第 13 位客人并不会直接带来死亡，对待死亡，她态度坦然。那些旁人避而不谈的话题，她却丝毫不介意，全部说出。

　　她不在受邀之列也就不奇怪了。

　　当你深陷于沉重的伤痛中时，想必你也会意识到，无论任何社交场合，只要你出现，总是会带来很多负面的影响。邻居的烤肉派对会"适时地"把你排除在邀请名单之外，朋友的婚礼亦然。没人愿意叫一个会让大家联想到死亡的人来参加他们的活动。在享受派对的时刻，谁要谈论死亡或者疾病呢？

　　可能对于你会给旁人造成的影响，你也心知肚明，所以索性提前退出。毕竟，除了死亡和悲伤，你也无话可说。根本没有其他你感兴趣的话题。在你身上，没有多少正能量。

　　无论如何，伤心人总是不太受欢迎的。

　　你能想象自己身处某个童话当中吗？比如你就是那位带着令人不安的祝福来到派对的年迈智者？周围的人会如何看待你？他们会觉得害怕，认为你迷信或者感到不适吗？你是否会找借口离开派对，而不是把你所知道的东西带到餐桌前？

在下方空白处，以第 13 位客人的视角谈谈你的感受。

免（社交）监禁卡！

就算受邀参加某项社交活动，你还是会感觉很奇怪：你既不想一个人待着，也不想被一群"正常"人包围。如果你正苦恼于如何回复某个邀请，下页的卡片或许会帮上忙。把它们剪下来（或打印后剪开），在需要时分发出去（特别是在某些场合，言语中流露出一点儿黑色幽默或者讽刺挖苦的意味也无伤大雅）。你也可以在空白卡片上自行设计内容，以备不时之需。

新的发现

尽管一场刻骨铭心的丧失并非获取人生智慧的前提条件，但悲伤总有确实会令人"大彻大悟"的时刻。相较于以往，你可能更容易同情他人，你会给自己划出更加清晰的边界。这份失去给你带来的不仅仅是对人际关系的重新校准，还有对这个世界的全新理解。

从失去当中你都学到了什么？在下方列出你的所得。

现在我知道了

我的"同伴"是悲伤。
你能在 _____
给它安排一个位置吗?

感谢你的邀请。
但我实在太难过了,就不出席了。

抱歉我没办法出席
你的 _____,
毕竟"悲伤"不是个派对爱好者。

我没有办法参加
你的 _____。
身边人的快乐对我来说实在无法承受。

我现在实在不想被太多人围着。
我们去喝杯茶怎么样?

来我的 _____ 吧。
就算悲伤也无妨。

我可以参加你的 _____。
不过最好给我些幕后的活儿。
这会让我感觉轻松些。

你从未要求过的最佳馈赠

　　从第 117 页中选取一项馈赠，或者某种全新的感悟（只要是与以往截然不同的东西都可以）。在下方空白处画一幅图将其呈现出来（或者用拼贴的方式）。你获取的"终极馈赠"是什么？

当全世界都仿佛在与你为敌，将这幅画面牢记在心。
你身怀强大的力量。

第三部分

回 归

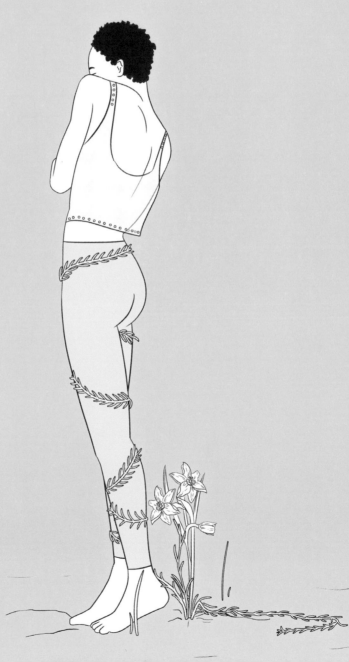

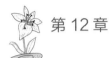

第 12 章

我不想回归"正常"

失去是没有办法"克服"的，你只能消解和承受它。

"我会好起来"这种想法——我会"消化"掉这份失去——有时候会让人产生被冒犯的感觉，尤其是人在陷入悲伤情绪的早期阶段。对于大多数人来说，这份悲伤是同他们所失去之人最重要的联结。"好起来"难道不就意味着你失去的人，或者说你原本的人生都已不再重要了吗？倘若能如此轻松地向前看，是不是证明你们曾经一起共度的时光也并无特别呢？

在空白处写下你对于"向前看"的恐惧。如果感觉无从下笔，不妨试试以"如果我'好起来'，是不是意味着将再一次失去你"为开头。

安全度过与时间的流逝

所谓"时间会治愈一切伤痛"完全就是大错特错。好吧，至少这种说法并不准确。时间的流逝不会修复任何事。事实上，时间能做的，仅仅是柔化"失去"的棱角。柔化，并非消除。

设置好十分钟的计时器，选择以下一个问题作答。

- 一想到时间会模糊你对于"失去"的感知，令其逐渐变为一幅背景图，就像某个遥远的、仿佛从未发生过的梦境，你会感到恐慌吗？

- 倘若某些时刻，你感觉自己真的可以从失去中恢复过来，你会被这样的念头吓到吗？

- 有时候，悲伤会令时间仿佛冻结在原地。倘若某个时刻，你感到冻结的时间再次开始流淌，那会是什么样子？

- 如果你想要换一种谈论时间的方式，不如就以"时间无法消除你的……"为开头。

对这个世界失去信心

　　某些失去会颠覆你的世界，你不再相信会有好事发生，或者认为任何事都不会善始善终。悲伤引发的另一个巨大后果就是让你对美满的结局丧失信心。你无法对真相佯装不知，无法对现实视而不见。

　　在空白方框里写下你不再相信的东西。

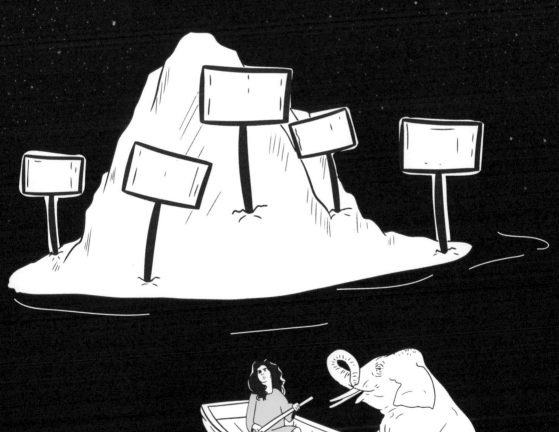

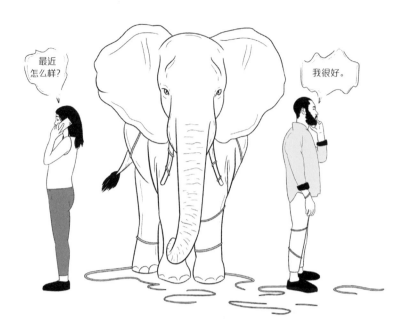

痛苦的冰山

　　走出家门后，我们往往会换上一副"大众"面孔，将自己的痛苦隐藏在"我很好，谢谢"的面具之下。大多数时候，我们都不会将悲伤暴露于人前。有太多话我们没能说出口。

　　如果你可以向旁人倾诉，告诉他们有关悲伤、爱和失去的真相——那些他们没有意识到，也无从知晓的东西，那会是一种什么样的场景？如果可以向他人坦露实情，你会说什么？

　　你可以以"你不知道……""你没看出来……"或者"我当然变了"为开头。设置好计时器，写下你的答案。

_____

_____

_____

_____

_____

保护他人

安东尼奥：你不留下来吗？我和你一起去你也不愿意吗？

塞巴斯蒂安：感谢你的耐心，但请容许我拒绝。我头顶的星辰已然暗淡，命运给予我的恶意，恐将沾染到你的身上；因此，我必须恳求你的离去，让我得以独自承受我的罪恶。将我的罪恶加之于你，莫过于恩将仇报了。

——威廉·莎士比亚（William Shakespeare），《第十二夜》（*Twelfth Night*）

当头顶的星辰变得暗淡时，你会选择独处，还是找机会将你内心的幽暗与他人分享？你是否曾尝试保护他人免遭你痛苦的折磨？你是否出于对他们的爱和关心将他们拒之门外？

拒绝旁人触碰最真实的自己，是必要的吗？设置好计时器，写下你的答案。

_____

_____

_____

_____

_____

_____

_____

_____

_____

_____

_____

_____

"悲伤族谱"

我们当中有人半开玩笑说，我们这些美杜莎在这里可以摘下帽子，不用顾忌脑袋上那些蛇。因为我们不但可以忍受彼此的目光——甚至，我们正渴求着它们。

——凯特·英格里斯（Kate Inglis）

你同外部世界之间横亘着巨大的鸿沟。以往这条鸿沟并非清晰可见，如今则不然。现在，试着去接触其他悲伤的人吧：那些注视着你，会真正看到、真正意识到你人生中所经历的巨大毁灭的人。倘若有人能切实地看到你的悲伤，或许会改变一些事情。它多少有些帮助，也可能是唯一的帮助。

绘制一张"族谱"，囊括那些可以进入你悲伤领域里的人，留意他们给你带来了什么，你又给他们带去了什么。不要忘记你的网友们。

虽然你经历了失去，你再次找到了陪伴，
这就代表你撑了过来（就算还没有彻底恢复到最佳状态）。我们都需要彼此。

伤心者的"权利宣言"

悲痛容易导致人际关系紧张。以下是一份有关人际关系的"权利宣言"，可以帮助你找准方向。

- 你有权获得陪伴。
- 你有权独处。
- 你有权告知他人怎样做才是对你有帮助的，以及哪些事等于白费功夫。
- 你有权令他人感到不适。
- 你有权说出真相。
- 你有权拒绝任何"不请自来"的建议。
- 你有权根据自己和亲近的人的需求做决定。
- 你有权说"不"。
- 你有权说"是"。
- 你有权向他人求助。
- 你有权保留自己的隐私。
- 你有权尊重失去的人和事。
- 你有权表达自己的想法。
- 你有权伤心。
- 你有权获得安宁。
- 你有权拒绝成为"激励"他人的榜样。
- 你有权表达某件事是糟糕还是美妙——而不用与他人争辩。
- 你有权给自己喘息的空间——无论是从某种情绪中，还是从某些人那里。
- 你有权做出改变。
- 你有权左右为难。

现在，轮到你了。在下面空白处创作专属于你的人际关系"权利宣言"。按你自己的风格做装饰，让它看起来棒棒的，然后用手机拍照保存。当你同某个帮不上什么忙的人接触之后，回顾一下这些话会对你特别有帮助。

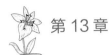

第 13 章

你的悲伤，你的道路

悲伤并非是给少数"被选中之人"的启示。没有人想要通过一场剧烈的、足以改变人生的失去变为自己"应该成为的人"。为了帮助你成长，命运将一场可怕至极的经历降临在你身上，然后你就可以"脱胎换骨"——人生的因果循环并非如此。正相反，人生更像是一种"呼唤－响应"机制：我们对所经历的一切进行回应，无论好坏，就这么简单。摆在我们面前的道路是为了让我们成为一个完整的而非更好的自己。

诚然，有些失去足以颠覆你的世界，死亡会改变你看待事物的方式，悲伤将一切撕得粉碎，痛苦将你带往一个截然不同的领域，但旁人仍觉得一切如常。

你并不想通过失去来知晓生命中真正重要的东西，你不想因为失去才发现"对自己来说更要紧的事情"。成长与改变在此种情形下并不适用。保持积极乐观的态度，找到人生的意义以及振作起来等，你根本做不到这些。

你也不需要这些。你不一定要从这些经历中获得成长，也无须将其彻底抛于脑后。无论哪种应对方式都显得太过狭隘，会令人蒙羞。所有改变人生的经历都不会悄然逝去，同样，它们也绝非是对过往错误的弥补。诚然，这些经历改变了我们，但人生还会继续，它们也会逐渐变为我们身体的一部分。而你在这份失去之上所构建的东西，就是成长：你会更多地去追求美、爱和完整，但无论如何，那都应源于你自己的选择——知道自己是谁，知道自己想要什么，而不是紧紧攥着悲伤这张"单程票"，告诉自己必须变成一个更好的人。

你从失去中寻求意义或成长，就像一种宣誓个人主权的行为，属于自我认知的一部分。当旁人将成长或意义完全"归功于"失去本身时，实际上轻视了你的力量，他们为曾经的你感到羞愧，在这些人看来，你需要经历一切。

关于主权

主权是一个统治主体对自身享有的完全权利和力量，任何外部事物或其他主体都不得干涉。你对自己的悲伤也拥有主权。

宣示主权意味着你有权利做自己，即便这样会给他人带来困扰；主权意味着你有权决定什么是有意义的，什么能够带来慰藉。因为只有你要经历这些，所以只有你有权决定自己需要什么。

在下方空白处以"唯独我有权利……"为开头，持续写十分钟，或者在你觉得可以结束时停笔。

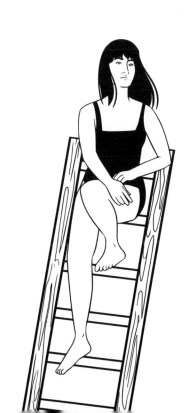

只属于你的真相

每当听见有人说"他也不想见到你这么伤心"时，我都特别想回敬一句"他一定希望我说出真相，而不是隐瞒自己的感受"。

即便与他人的看法相左，说出真相仍然非常重要。有时候，捍卫自己说出真相的权利是必要的。你可以从说"不"开始。

"不"很重要。

"不"意味着拒绝一切虚假的、不真实的东西。

说"不"就像在属于你的、最真实的领域周围筑起一圈守护的高墙。

至少在外人眼里，在悲伤中觅得美好、找到些许可以坚守的积极事物至关重要。倘若你不主动去追求幸福，人们会认为你努力得还不够；而每当你想袒露实情时，总有人跳出来横加打断，说你不应该那么想。

说"不"很重要，将真相表达出来也很重要，特别是那些只属于你的真相。

伤心时，试着想想说"不"和你的悲伤的"主权"，设置好计时器，以"只属于我的真相……"为开头，在本页和下页的空白处写下你的想法。

内心真正的力量，而非凭借外物

就算一整队啦啦队员告诉你说你有多么坚强也并没有多大帮助。通常来说，坚强意味着不让失去困扰你，或者你要咬紧牙关面对一切，但对一个丧亲者说"坚强些"其实很奇怪。

但你确实需要力量——早上根本不想醒来时，你需要力量帮助你撑过新的一天；你需要力量将目光聚焦在内心依然存留的爱上，才不至于沦落至苦痛与憎恨的境地。当你需要这些力量的帮助时，仔细选择该如何利用它们，明确它们对你来说意味着什么。

在本页和下页画出你所具备的力量（或者用拼贴画的形式）。陷入悲伤情绪时，随身携带什么能让你感觉好一些？

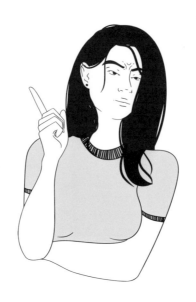

心怀感激

那些与你的悲伤毫不相关的人经常使用的另外一种"武器",便是"感激"。

不要再伤心了!你还有两个孩子。为了他们,你要学会感恩。

或者

这世上有多少人在悲痛时还要面对战争或其他暴力,有些伤心人根本连个落脚的地方都没有!对你现在拥有的一切心怀感激吧!

再或者

你应该心怀感激,至少你拥有过那样一份爱,多少人一辈子都没有体会过。

用在上述场合中,所谓"感激"不过是披着"冠冕堂皇"外衣的羞辱罢了。

他人更糟糕的境遇不代表你就丧失了悲痛的权利。即使你爱并珍视生命中仍拥有的人,也并不意味着你就可以坦然面对重要之人的离去。

在面对悲伤时,感激也仅仅是一种陪伴(就好比美好的事物,或者意义与价值),而非解决之道。根据你自己的评判标准,在下页列出你感激的对象。

如果你将感激视为一种陪伴，将其表达出来会改变你的感受吗？

更友善的双眼

有时候，评判是一种内心活动。

看看你的眼袋！还有那些皱纹！悲伤让你变得苍老。你明明知道只要好好吃饭、定期去健身房，就会好受很多，你怎么能睡上一整天？！你失去的那个人多想再次拥有这样的一天，你现在却在浪费它！

噢呀。

你对自己简直太严厉了，因为没有正确处理悲伤的情绪而感到羞愧。

大多数时候，比起旁人来，我们对自己更狠得下心。既然本章探讨了袒露实情与尊重自己所具备的力量，那么在结束之际，我们不妨再来尝试一个挑战。

在下页贴一张你的照片，或者画一幅自画像。

想象这就是你所爱的那个人，然后给面孔、躯体和大脑做标记。

对于双眼周围的皱纹，与其视之为丑陋、可怕和令人厌恶的东西（只会暴露你到底伤心到何种地步），不妨画一根箭头，然后写上"难得长出了皱纹可以让我的眼泪一直痛快地流"。你还可以在头顶做一个标记，写上"一个聪明的大脑，正加班加点地想弄明白这一切"。

陷入困境时，不妨问问自己，如果换上一双更加友善的眼睛，我会如何看待自己？

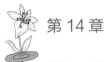

第 14 章

避开糟糕的帮助

就算是出自好意，来自他人的"帮助"也可能适得其反。周围那些客套话和加油鼓劲的声音，究其本质，不过是无礼、轻率或敷衍之词。大多数人并非故意表现得如此残忍，他们只是不知道如何更好地给你支持。

既然如此，你大可不必强颜欢笑去忍受这一切。

本章的练习鼓励你将对于那些毫无帮助的做法的不满与愤怒统统表达出来，我会提供给你一些工具，帮你明确并强化同那些无法理解你（或者不想去理解）的人之间的边界。

关于周全的一则提示

当人们发表一些麻木不仁的言论时，我们通常不会戳穿他们；我们也不会坦率地指出某些事毫无用处或没有意义；甚至面对最直白的粗鲁无礼，我们也会保持缄默。为什么？因为我们要做一个"周全"的人。

"周全"这个词说起来还有段有趣的历史。

英语"周全"（nice）一词的词根要追溯至 12 世纪的法语和拉丁语，意思是"愚蠢的"和"无知的"——字面意义上，就是"不具备知识"。"周全"意味着不说出真相，因为说出真相会给社会秩序带来不良的影响；"周全"意味着你要保持缄默，不然旁人会感到不适；"周全"意味着放任粗俗的言语掠过耳畔却不阻止，所以那些无理之人便无须为自己说出的话而羞愧。

设置好计时器，回答以下两个问题：

待人周全让我得到了什么？

待人周全让我失去了什么？

你可以做个善良的人，但无须事事周全。

你被困住了吗

　　我经常会被问及，若朋友或家人被困在悲伤中无法脱身要怎么办？我的回答通常是："在你看来，'没有被困住'是什么样的？你期望他们变成什么样子？"对大多数人来说，"没有被困住"意味着那个人可以正常回去上班，重新变得风趣幽默，定期参加社交活动，不会每天哭泣，把失去之人的照片放在一旁，能够谈论除了丧失或悲伤之外的话题。他们看上去……重新变得幸福起来。

　　我们认为"幸福"等同于"健康"，就好像幸福是一条底线，代表着一切尘埃落定，生活按部就班。简而言之，与"被困住"相对应的是"回归正常"，且回归正常（幸福）的过程应该是很快的。

　　但当你将悲伤视为一场需要妥帖安放的经历，而非一个亟待解决的问题时，"困在"悲伤中无法脱身便是截然不同的另一幅图景。

　　对于你周围的人来说，"深陷于悲伤无法自拔"是怎样一种状态？将你的答案在本页展示出来，用画画、拼贴画或者写作的方式均可，然后在下一页展示出你对于这一状态的理解。

"陈词滥调"测试

如果你不确定某些人说的话是不是真的让人感觉如此糟糕，试试下方的"陈词滥调测试"吧。将他们的话填入空白框里，然后接上后半句话，现在它听起来如何？

- 至少你和他一起度过了这么长时间……所以别再伤心了。
- 他们现在去了一处更好的地方……所以别再伤心了。
- 现在是时候振作起来了……所以别再伤心了。
- 命运并非如此……所以别再伤心了。

　　　　　　　　　　　　　　……所以别再伤心了。

　　　　　　　　　　　　　　……所以别再伤心了。

　　　　　　　　　　　　　　……所以别再伤心了。

　　　　　　　　　　　　　　……所以别再伤心了。

　　　　　　　　　　　　　　……所以别再伤心了。

　　　　　　　　　　　　　　……所以别再伤心了。

"催吐指示计"

你有要做的决定吗？比如什么时候清理他们的柜子？你应该搬家还是不搬？要不要换份工作，谈场恋爱，把他们的照片收起来，或者摘下你的戒指？身处一个被悲伤所笼罩的世界当中，你周围充斥着太多不请自来的建议和意见，它们漂浮在你的四周，你很容易会迷失掉自己真正想要的东西。

他人的焦虑不应是促使你做决定的动力，尤其是当你还没有准备好的时候。

谈及做决定，"催吐指示计"（vomit metric）是个非常有用的工具：如果一想到要去做某件事就令你感到不舒服，那便意味着时机未到。对于悲伤而言，没有太早或太迟一说。在必要时，行必需之事即可，片刻也不用提前。你可能并不会因此好受一点，但凡觉得不舒服，就还不是时候。

筛选出你要做的决定（或者你感觉自己应该做的事），用"催吐指示计"测试一下，哪些事令你感到不适，哪些没有。如果某个决定你感觉不好不坏，那么就把它放在中间。

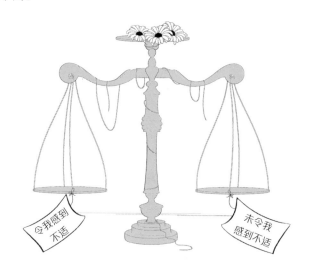

对于大多数事情来说，你都可以花时间慢慢来。
不要受旁人的怂恿去做些你尚未准备好的事。

你不能再保留的东西

一件传家宝碎了，飞蛾钻进了你爱人的毛衣里，一个远亲提出想拿走某样东西，或者你只是没有更多的空间（储存物品）。无论内心再不舍，你也不能一直保留所有那些能够让你回忆起逝去之人的东西。

将你必须要送出去或者丢掉的东西的照片贴在本页和下页（或者画些草图），简短写几句话，描述这些物品对你来说意味着什么。

此处用来
安放所有那些我无法
再保留的东西

你现在还没放下吗

哦，我知道，你已经尝试同他人讲述自己的悲伤了，你尝试向他们解释所谓的"万事皆有因"其实是句毫无价值的安慰；当邻居坚持说你应该从悲伤中走出来时，你努力捍卫自己悲伤的权利。你尝试去同情他人，但所有那些"点头加微笑"的回应不过是让有关悲伤情绪处理的建议来得更加凶猛而已。

有些人就是不理解。不是他们无法理解，而是他们不愿去理解。他们对你说的话一点儿都不上心。

你的悲伤，如同爱一样，只属于你自己。无人有权去命令、评判或轻视你的人生。然而，无权这么做并不代表他们会就此停手。

纵然你有完美的自我防御机制，也挡不住人们的评头论足，倘若你不想再听到那些评价，就要明确自己的边界，立场鲜明地指出：你的悲伤不容争辩。继而，你就可以一口气远离那些争论或对话了。

说起来容易做起来难，在实践时，你可以遵循以下几个步骤：

| 平心静气、清晰直白地回应他们的担心 | 明确你的边界 | 换个话题 |

如果你能坚持不懈地完成这三个步骤，就可以避免总是听到来自他人的评判。你会像"合气道大师"那样，轻松避开那些只会对人说三道四的疯子。以下是这几个步骤在实际生活当中的应用。

打个比方，你和某个人争论有关悲伤的话题已经一个小时了。更确切地说，这期间你一直在捍卫自己悲伤的权利。让我们来帮你摆脱这一切。

首先，承认他们的担忧："我很感激你为我的生活着想。"其次，明确你的边界："无论如何，我会按照自己认为正确的方式去生活，我并没有兴趣讨论这个。"

第一步和第二步（回应他们的担忧与明确你的边界）通常可以整合在一句话当中："我很感激你为我的生活着想。无论如何，我会按照自己认为正确的方式去生活，我并没有兴趣讨论这个。"

你陈述了自己的观点之后，如果紧跟着完成第三步（即转移话题），"不如我们来聊点别的事，这个话题就到此为止吧"，明确边界的做法便会事半功倍。

尽管听上去可能稍显僵硬或奇怪，但其中的潜台词（包括相对正式的措辞）是：我划下了一道清晰的界线，我不允许任何人打破它。

如果有人就是想要"越界"，你不妨直接回答他，"我不想谈论这件事"，然后立刻转移话题。如果他们还不放弃同你讨论有关悲伤的话题，你可以索性直接结束交谈——转身走开，或者说再见、挂断电话。重要的是不让自己陷入争吵与冲突。你的悲伤是不需要争论的，你无须辩护。

起初你可能感觉会有些奇怪，但随着不断尝试，明确边界与转移话题对你来说会变得容易起来。最终，你身边的人要么得到明确的讯息——不是你不想从悲伤中走出来，而是现在你根本不想谈论它——要么就会自动离去。倘若一直无法跨越你的边界，就算再固执倔强的人终究也会消失。

毫无疑问，悲伤会重组你的人际关系：有些人会陪你一道走过来，另一些人则会离去。曾经以为会一直守在你身边的人也许会彻底消失不见，原本徘徊在你生活边缘的人反倒向前迈进了一步，以出乎意料的方式给予你支持。

如果有人能够理解（甚至于欣赏）你对自己内心的坦诚，他们就会与你一同面对。如若不然，就优雅地、明确地、满怀爱意地任其自行离去吧。

我的口头禅

你无须为自己的悲伤辩护。如果有人举止鲁莽（无论有意还是无意），一两句巧妙的说辞便可轻松转移话题，或者让你远离这一切。

头脑风暴一番，当有人试图将你卷入口舌之争时，你会说些什么，在下页写出你的答案。如果你想到一些经典回答，把它们记录下来，用手机拍照保存，以备不时之需。要记住，你的目标并不是赢过谁，而是避免自己陷入无意义的争吵。

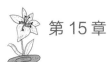

第 15 章

朋友、盟友与寻求帮助

诚然，有些人真的可以很混账，但大多数人是真心想要为你提供帮助的。

见到所爱之人陷入痛苦，人们很难无动于衷。正是那种无望与爱交织的强烈情绪促使人们不顾一切想要让你尽快好起来。他们想让你开心。

你不需要建议，也不需要解决方案，更不需要谁的激励鼓舞。你需要的是有人看到你的悲伤，意识到它的存在。当你处于惊骇之中，凝视着人生巨大的空洞时，你需要有人握住你的双手。

陪伴代表着一切。

本章将指导你如何帮助他人，在你没有余力去教导那些心怀善意的友人和家人时，这里提及的一些工具可以帮上忙。

对大多数人来说，向他人寻求帮助绝非易事，不妨试试给下页的内容涂色，以便你更从容地去实践。

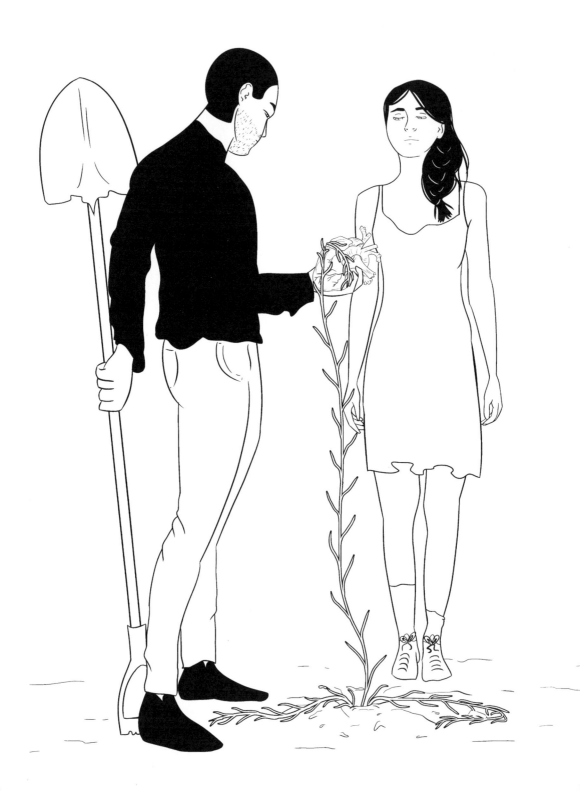

头脑风暴：实事求是和天马行空

写出所有可以帮助你的对象——朋友、家人、治疗师、医生甚至是陌生人。你可以大胆想象，挑剔一些也无妨。不受限制地提出要求有助于你发现以前未曾留意的东西，比如当你以实事求是的态度或者尽量避免自己要求太多时根本想不到的事情。

写满这一页之后，回顾一下你记录的内容，圈出当人们表达"我该如何帮助你"时，你可以提出的要求。你还可以给每个人标记一种颜色，通过颜色区别你可以要求他们做些什么。

制作"如何帮助我"小册子

大多数人确实出于好意，只不过他们的所作所为往好了说是没有帮助，往坏了说就是无礼鲁莽。他们需要一点儿帮助，让他们知道到底该怎么做。

但是，你处于悲伤中，你没有多余的精力去指导别人如何恰当地支持一个伤心的朋友。你可能就连自己想要什么都不知道，又如何建议他人呢？

将这个小册子交给所有乐于提供帮助的亲友。如此一来，也省去了解释的时间，比如类似"至少现在你知道真正重要的是什么"的说辞毫无帮助。

记得查看有关"我不知道如何提供帮助"的内容，添加你的具体需求，供亲友们参考。你可以写诸如"每星期二晚把可回收垃圾放在路边"，或者"每星期有几天的晚餐准备些适合小朋友吃的东西"。给你的家人或朋友提供你需要的、切实可行的需求。

你可以下载相关内容，填写好你的特定需求，然后把这页折两次，做成小册子的式样，分发给你周围的人。

我想要帮助处于悲伤中的朋友。

棒极了！

为悲伤的人提供依靠真的很难。看到你爱的人如此深切的痛苦，你也不好受。无论你只是一个普通的熟人，还是"紧急联络人"级别的朋友，这份简短的指南都会帮助你传递最真切的爱与支持。

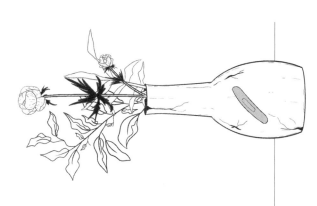

但我不知道该说些什么!

没有人知道对处于悲伤中的人说什么是完美且正确的。没有十全十美之事。无论你说什么，做什么都不会使他人的悲伤消失，但这也无妨。悲伤不是一个待解决的问题，而是一段需要被妥帖安放的经历。你朋友最需要的是你的爱与支持，你愿意听他们倾诉，愿意出现在他们面前（无论感觉多奇怪）。

你可以试着说：

我很抱歉发生了这些事。

或者，

我在这儿，我在听。

或者，更简单一点。

这简直糟透了。

HERE AFTER
here-after.com
@hereaftersocial
This pamphlet © Megan Devine

我不知道如何提供帮助。

以下是你那位伤心的朋友的一些具体需求。你也可以询问一些不在清单上的事，或者更好的做法是主动提出帮助（但行动之前记得要得到允许）。

- 送餐
- 寄送一些生活用品
- 帮忙收垃圾，堆肥或者回收废品
- 遛狗／照顾宠物，家畜或花园
- 打扫房间
- 取药
- 帮忙带孩子或者参加玩耍约会（playdate）
- 提出接送需求（出发地或目的地：___）
- 帮助我调查一下
- 协助处理账户或债务
- 帮忙筹备葬礼／纪念日
- 主持一次聚会
- 和我一起去___

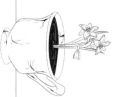

在当下的大环境里，我们并不能游刃有余地处理好悲伤情绪。我们不清楚到底该怎么做，所以只能"老生常谈"：往好的方面想。

我们想要让他心里好受一点。我们的提供建议，尝试去激励他们，因为这是我们的任务。

这种事也根本无法让他一直伤心下去吧？

然而，不幸的是，出发点再好，加油鼓劲会令你的朋友感觉更加糟糕。

或许这听上去有点古怪，但真正有效的方法就是让他们直面自己的痛苦。让他告诉你那些到底有多痛、有多难，而你不应该干涉，要妄图去清理一切，去减轻或消除那份痛苦。

如果选择接受一切，那么你的任务就是去见证那些美好与可怕的东西（也就是他人的痛苦），继而控制自己的本能，不要尝试去修补或纠正它们。

我能做些什么，或者说些什么？

我担心会做错事。

请务必牢记，即便你只是单纯地给予支持，想要努力去关爱那些陷入痛苦中的人，你就已经做得很好了。

对处于悲伤中的人来说，与其闭口不言，那些蹩脚的、不够完美的支持话语对他们来说更加重要。生涩一点也无妨，笨拙也没关系。你无须做到十全十美，你的出现已经胜过一切。以下是关于悲伤的几个事实：

- 悲伤是面对失去所爱之人（或珍视之物）的一种健康的、正常的反应。

- 悲伤并不好受，但这不代表它本身是件坏事。悲伤既不是疾病，也不是待解决的问题。

- 悲伤持续的时间要比你预想得久。不是说经过六周、六个月甚至六年之后它就会消失。悲伤与爱同在。

- 每个人的悲伤都独一无二的。正如人与人之间的关系各不相同，不体的悲伤亦然。

- 绝大多数我们自认为应同处于悲伤中的人讲的话，实际上都弊大于利。

以下做法可供借鉴：

- 分享一段记忆。交谈中，不要试图回避那些想起会让你感到难过的人。

- 避免问"你怎么样"，或者"说真的，你到底怎么样"之类的问题。更适合的问法是，"今天感觉如何"，或者"今晚做些什么会让你好受点"。

- 不一定非要等到重大的日子才给你的朋友发消息。随便哪一天，只要想到了，就发信息告诉他们。

- 在手机里设置朋友的生日、节假日和纪念日提醒，届时问他发送问候。

- 陪你的朋友出去走走，哪怕他们此刻并不想说话。

- 给他们送出去的包裹、零食、鲜花和小礼物——这些都很有意义。

- 你可以出现在他们面前，然后对他们说："我不知道该怎么做，但我在这里，我爱你，就算帮不上忙，我都愿意去做。"

- 提供切实可触的、可靠的支持。

感谢你的关心

伤心时，经常会有人关注你的情绪健康。不知道如何让那些心怀善意的朋友停止过度的关注？交给他们一张"感谢你的关心"卡片！和朋友们一起，随机选择一个词或一个表情替代你当下的感受，作为你们之间的秘密暗号。如此一来，当朋友问你现在感觉如何时，你就可以发送暗号——大家便心照不宣了。

你可以将下页内容的电子版打印后逐一裁剪开来，将每张卡片分发给你爱的人。

参考以下这些暗号模板，做不做成实际的卡片都可以。

代表"我现在感觉还可以"的暗号是＿＿＿＿＿＿

代表"我们去哪儿逛逛，别讨论这件事了"的暗号是＿＿＿＿＿＿

代表"我的天哪，这也太令人崩溃了！得有人帮帮我"的暗号是＿＿＿＿＿

代表"紧急情况！我需要帮助"的暗号是＿＿＿＿＿＿

目睹旁人遭受折磨
是很难受的。

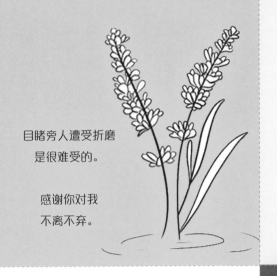

感谢你对我
不离不弃。

目睹旁人遭受折磨
是很难受的。

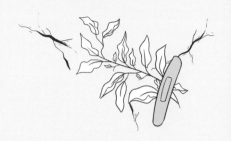

感谢你对我
不离不弃。

目睹旁人遭受折磨
是很难受的。

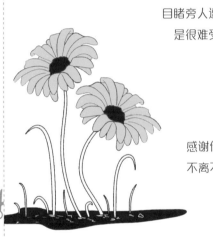

感谢你对我
不离不弃。

目睹旁人遭受折磨
是很难受的。

感谢你对我
不离不弃。

目睹旁人遭受折磨
是很难受的。

感谢你对我
不离不弃。

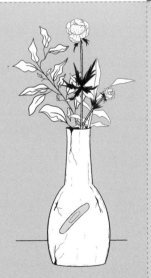

目睹旁人遭受折磨
是很难受的。

感谢你对我
不离不弃。

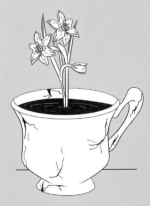

感谢你的问候，但有时候我真的不知道如何回答。所以让我们来想个简单的办法。

代表"我现在感觉还可以"的暗号是

代表"我们去哪儿逛逛，别讨论这件事了"的暗号是

代表"我的天哪，这也太令人崩溃了！得有人帮帮我"的暗号是

代表"紧急情况！我需要帮助"的暗号是

感谢你的问候，但有时候我真的不知道如何回答。所以让我们来想个简单的办法。

代表"我现在感觉还可以"的暗号是

代表"我们去哪儿逛逛，别讨论这件事了"的暗号是

代表"我的天哪，这也太令人崩溃了！得有人帮帮我"的暗号是

代表"紧急情况！我需要帮助"的暗号是

感谢你的问候，但有时候我真的不知道如何回答。所以让我们来想个简单的办法。

代表"我现在感觉还可以"的暗号是

代表"我们去哪儿逛逛，别讨论这件事了"的暗号是

代表"我的天哪，这也太令人崩溃了！得有人帮帮我"的暗号是

代表"紧急情况！我需要帮助"的暗号是

感谢你的问候，但有时候我真的不知道如何回答。所以让我们来想个简单的办法。

代表"我现在感觉还可以"的暗号是

代表"我们去哪儿逛逛，别讨论这件事了"的暗号是

代表"我的天哪，这也太令人崩溃了！得有人帮帮我"的暗号是

代表"紧急情况！我需要帮助"的暗号是

感谢你的问候，但有时候我真的不知道如何回答。所以让我们来想个简单的办法。

代表"我现在感觉还可以"的暗号是

代表"我们去哪儿逛逛，别讨论这件事了"的暗号是

代表"我的天哪，这也太令人崩溃了！得有人帮帮我"的暗号是

代表"紧急情况！我需要帮助"的暗号是

感谢你的问候，但有时候我真的不知道如何回答。所以让我们来想个简单的办法。

代表"我现在感觉还可以"的暗号是

代表"我们去哪儿逛逛，别讨论这件事了"的暗号是

代表"我的天哪，这也太令人崩溃了！得有人帮帮我"的暗号是

代表"紧急情况！我需要帮助"的暗号是

求助他人很难

如何向他人求助？如果你和大多数人一样，那么这不是件简单的事。要记住，你的朋友们想要帮助你，他们希望你能够允许他们以自己所知的最佳方式去爱你。因此，你可以直接提出自己的需求。

给下方的话涂色。你可以在周围画些东西，或者做点拼贴。用手机拍照保存，或者将其设置为你的桌面背景，提醒自己：依靠你周围的爱意。

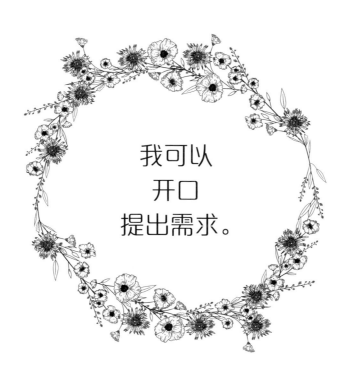

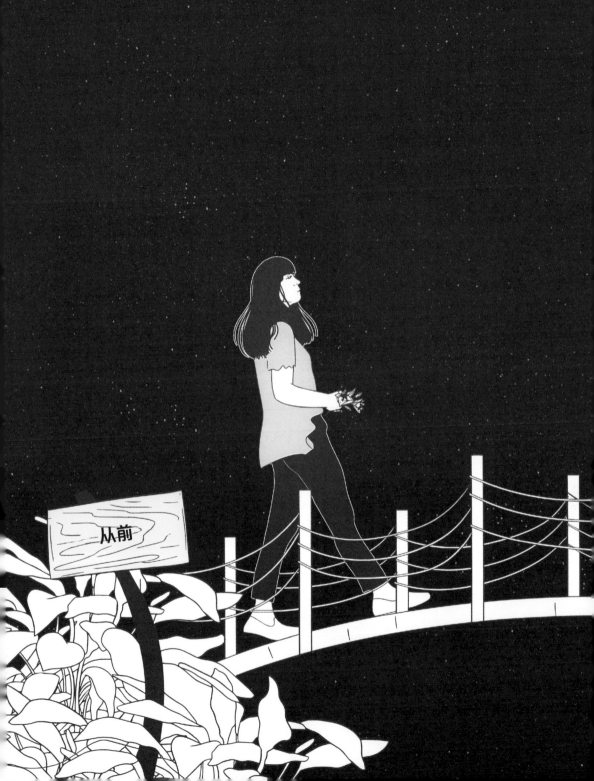

第 16 章

两个世界的主人

这里没有回头路，你也无法轻装前行。你不仅要背负过往的种种，还要直面未来的人生。

与悲伤共处意味着你要不断地穿行于过去和现在之间。总有一天，你会在这个全新的世界里找到容身之地，但你不能只是与过往的人生简单说句再见，然后再也不回头。任谁也无法做到这一点。

想要从痛苦中熬过来，你必须找到两个世界之间的连接点。

事实上，我们无所依傍——无论是现实世界、情绪状态，甚至于我们自己的想法。但唯有爱……爱可以与我们同行。爱将过去、现在和未来联结在一起，我们因此得以在两个世界中穿行。

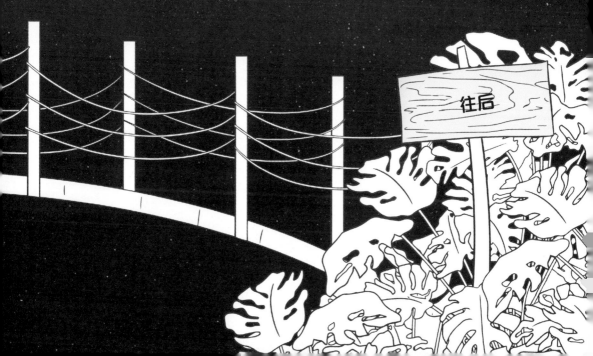

往后

关于记忆

尤其是在陷入悲伤情绪的初期阶段，我们的脑海中经常会反复出现各种过往与记忆，并且拼命地想要抓牢它们。我们已经失去了那么多，唯恐再丢掉仅有的余烬：我们还记得的事情，过往人生的内在图景。同时，我们也有想要忘记的东西：所爱之人遭受折磨的画面，或者你们之间最后的一次争吵。

记忆可以非常复杂。

设置好计时器，写下你同记忆的关系。你可以以"我想要牢记……"为开头。

或者你也可以写"我想要忘记……"。

将你的记忆呈现在空白处。

你的宝物是什么

　　画出、写下或者用拼贴画的方式展现你最珍贵的东西：记忆碎片、你们的第一次相遇、每天清晨的甜蜜相处，以及你们偶尔开玩笑时的样子。你的宝箱中都收藏了些什么？

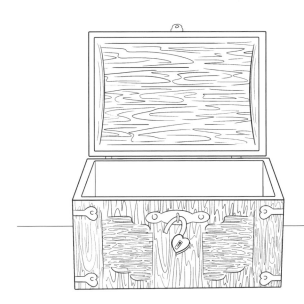

陪伴，而非替代

面对悲伤，绝大多数的支持（甚至每天的生活）都离不开"没错，但是"式的回应。

没错，他们是离开了，但你还是应该感恩。没错，我知道你很伤心，但太阳每天都会照常升起。看着这些美丽的花朵——你不会感觉好受点吗？你现在的生活已经很好了，为什么还要继续想着他们呢？

但美好的事物并不会替代其他东西，幸福或快乐的瞬间也不会抵消掉别的感受。人生不是一场旧物交换，供我们以物易物。所以，不妨将这些瞬间和感受视为陪伴：

- 阳光的涟漪掠过一整片花田，泼洒在你的空虚周围。
- 所爱之人的笑声在你的悲伤里萦绕不散。
- 你欣喜于友人孩子的出生，但你的孩子却离开了，这又让你感到非常愤怒。

人生不是非此即彼，而是一体两面。

在空白处写下"和"这个字，或者画出 / 写出所有在悲伤中陪伴你的东西——无论"和"今天对你来说意味着什么。

美好的事物是我们的盟友

就算失去一切，我们还是可以寻找美好的事物。虽然美好的事物并不会奇迹般地消除所有伤痛，但如果失去美好，一切将变得难以忍受。

美好的事物可以算是一位绝佳的盟友：当整个世界陷入无边的黑暗或悲伤中时，美好的事物令你有所依傍。

在这两页记录下你日常收集到的所有微小而美丽的事物：一场无意中听到的对话、一朵刚刚绽放的花、鸟儿飞翔的身影、岩石或云朵中随机出现的心形。你也可以把它们画出来，或者直接贴在纸页上。就算你处在悲伤中，周围也有美好的存在。

"伤心侦探"

在经历了这一切之后，你的感受旁人无从知晓。你很清楚在一个世界里生活，而心的一半却遗留在另一个世界中是什么样子。

当你进入"正常"世界，有一个非常简单的做法可以尝试：不要觉得别扭或奇怪，注意观察，是否有人正经历着沉痛的失去。留意线索。在日常的细微之处，寻找那些透过缝隙显露的幽深世界。

你并不一定要采取什么行动，留心观察就可以，你可以在脑海中向那个人提供关爱和善意。将你的观察所得作为指引，目光放柔和，敞开心扉。你或许会给这个世界增添一份同情与怜悯，谁知道呢？毕竟，同情与怜悯多多益善。

在下页的方框里添加一些信息，当发现旁人正处于痛苦中时，你会默默向其传达什么？

你一定要接受吗

一个朋友的丈夫在他们度假时溺死了。现在，已经过去六年了，她写道："我一直在试图接受这件事。不仅是接受他的死亡，还有我现在的生活，接受悲痛与孤独的感觉，接受现实。"

"接受"是经常被人用作武器的另一个词：你要接受他们已经死去的事实。不然，你的伤痛永远不可能愈合。

接受意味着"拿取或收下为你提供的东西"。通常来说，它暗示着"毫不费劲地、自愿去拿取"。

这可是一项艰巨的任务。你不一定非要接受已经发生的事。我不知道为什么有人甚至会建议说这是可行的，有些事你就是无法接受。

在我看来，相较于接受，"承认"或许是一个更容易达成的目标。"承认"可以被定义为"允许进入"或"意识到"。我觉得这个词更温和些。

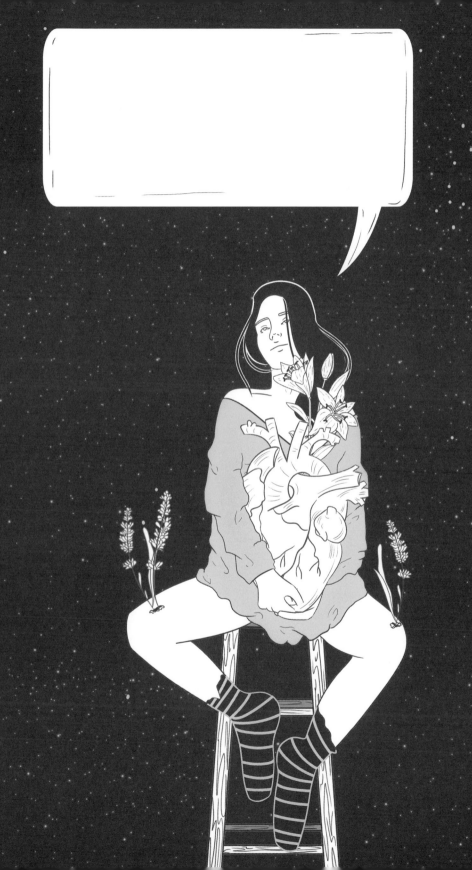

允许自己陷入某种情绪状态中，不必给它加上多么宏大的背景故事，这是非常有效的一种方式，也能起到明显的作用。打个比方，当一种熟悉的、沉重的孤独感再次回落到你的内心时，假使你只想着要去"接受"它，多半会是如下情形：

我实在受够这种感觉了。我多希望自己可以接受他的离去。我的人生空落落的，或许永远也无法再度圆满。但我不想一直孤单，可他的确已经不在了。还剩下些什么呢？我希望我可以接受这种现实。

接受意味着你要设法让自己不再感到孤单：听起来虚无缥缈，仿佛遥不可及，唯有"自愿"接受现实加在你身上的一切，才有可能实现。

可谁又会自愿选择孤单呢？根本没有人会那么做。但倘若你换一种思维，试着去承认这一切，那么内心的故事线就会如下所示：

我今天感觉非常孤单。这种感觉是如此熟悉、如此沉重。好吧，孤单的我：我看见你了。你当然会感到孤独。可我想知道，今天做些什么能让你好受些？

你能察觉到这其中的差别吗？并不是说这种意图上的转变——面对并承认现实，而非尝试去"接受"它——会突然间令彩虹出现，然后你的人生可以重启。只不过这样做能够帮助你更加从容地应对每一种情绪状态（且这种做法也更实际）。正视它们，因为情绪是真实存在的，是合理的。问问自己需要什么，去回应那种感觉，给予其尊重，与它一道前行。承认有助于你跳出那些会引发自我斗争的故事线，因为后者只会加剧（而非缓解）你不舒服的感觉。

试着在下页的漫画格里为你觉得难以接受却无法避免的三种感受（你觉得自己不该那么想）设计一些替代脚本。画一幅自画像，简笔画就可以！在第一格记录下一种不舒服的感受，在下一格画出在上述情绪状态里你认为会有帮助的东西，然后在第三格写一段全新的脚本，当那种感觉出现时就用起来。

然后，每天做练习。尝试代入新的场景，看看会发生什么。

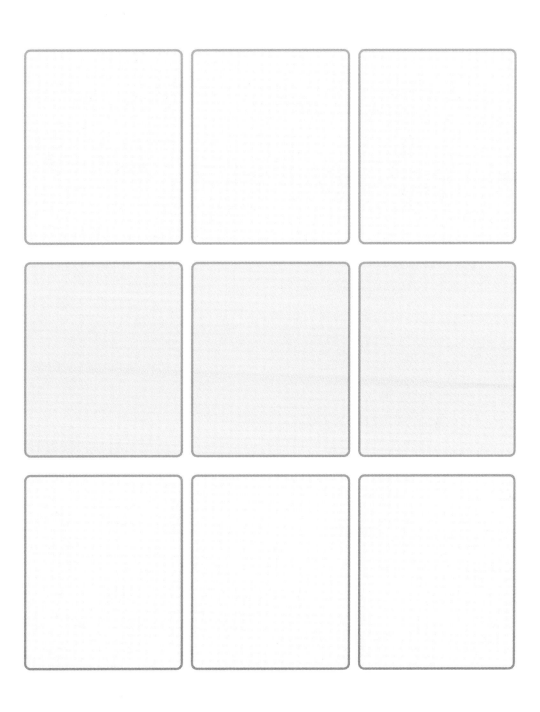

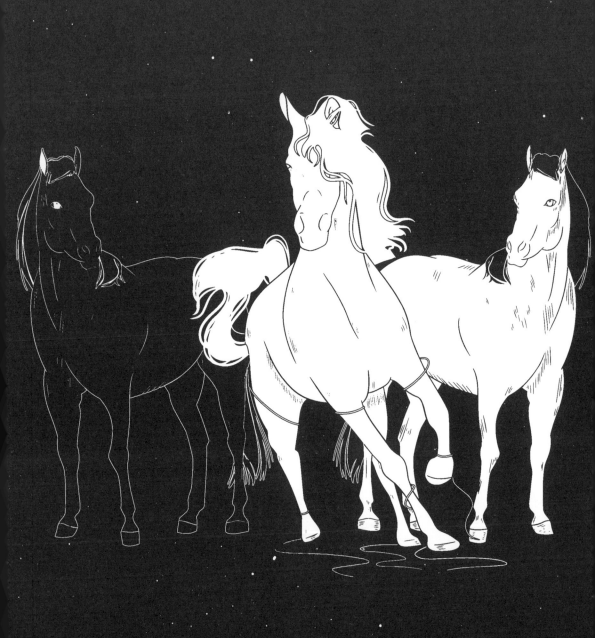

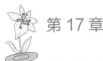

第 17 章

自由自在地生活

纵然悲伤不会一直令人伤心欲绝，但它和爱一样，永远是你的一部分。生活总能再次变得美好起来（并且大概率会如此），但它终归是建立在失去之上的，固然会有美好和祝福，情感上的荒芜亦如影随形，你无法完全消除那些痕迹。

与失去共存不是件容易的事。当然，你大概率会熬过去，但我希望你能做到的不仅仅是这些。

如果换一本书，或许最终章时你将迎来一个美满的结局：我们回过头梳理所有的经验教训，庆祝重获新生，然后以一段彩虹或一场日落为这一切画上句点。但本书不是这样。

相反，我们将在最终章讨论一些棘手的事情：快乐、意义和希望。

快乐

快乐很复杂。并不是你只要遵循几个轻松的步骤就能转悲为喜（无论某些广告语如何宣传），真实的人生没那么简单。

没有人谈论快乐的阴暗面：当你第一次感觉自己能够笑出来，真正地笑出来，那种随之而来的、直击心灵的痛苦。不经意间的美好令你心生快慰，但你迅速被扑面而来的渴求淹没：你想到那个在你身上发现了那些美好的人，如今还有谁会在意这些?

　　一天、三个月、五年或者十年之后，当你终于意识到自己再次获得了幸福时，不由得泪流满面，因为你所爱的那个人不在你的幸福中，你充满愧疚，因为你找到了没有他们（参与）的幸福。

　　有时候，快乐本身就仿佛一种背叛。

　　幸福，无论以何种形式出现，都不会减少你对逝去之人的爱。爱不会以那种方式消散，它没那么变幻无常，也没那么脆弱不堪。快乐不会对它构成威胁。

　　就算你觉得不可能（甚至于不情愿），快乐总会再次降临，但这并不代表你就不再伤心了。

　　设置好五分钟的计时器，在空白处记录下某个快乐的时刻，就算那份快乐令你心碎也不要紧。它是什么时候发生的？你的感受如何？

不是非此即彼，而是一体两面

处于悲伤中的人通常对快乐有着本能的抗拒，因为我们所处的环境一直标榜，想要抓住快乐，你必须放下自己的悲伤：你不能在同一时间感到伤心和快乐！

如果必须通过放弃悲伤才能重获快乐，那我们就麻烦了。因为悲伤不会消失。

但如果快乐与悲伤不是一种取舍关系，想要重新获得快乐则容易得多。你可以同时感受这两种情绪。

你同快乐的关系是怎样的？你是怎么看待快乐的？如果无须放弃自己的悲伤就能够抓住快乐的瞬间，事情会有所改变吗？在空白处写出你的答案。如果你感到无从下笔，不如就以"快乐很复杂……"为开头。

如何看待快乐

你对快乐的看法是怎样的？在空白处画一幅图片，或者制作拼贴画——无论快乐对你来说意味着什么。如果当下你无法感受到丝毫快乐，那么就设想一下，未来的快乐图景会是什么样子？

意义

　　寻找意义堪比悲伤疏导工作中的"圣杯"——就好像在失去中寻得恰当的意义,能够一劳永逸地解决你的悲伤问题。

　　失去将意义消解。一旦失去了对你来说最重要的事情,你的生活还要如何继续呢?

　　意义是很私人的东西,和找理由不一样。过有意义的人生意味着你要找到内心的罗盘,并跟随它,尊重你对自己、对他人以及对这个世界的承诺。

　　来点有挑战的练习吧:看看你是否能够找到一条线索,从你早年的人生中延展出来,直到此刻。例如,小时候你会为受霸凌的孩子出头;初入成年人的社会,你会支持某类弱势群体;在工作中,你会服务于因性别或种族歧视而无法在谈判桌上拥有一席之地的人们。公平即是连接所有这些选择的一条线索,它一直都在。人在悲伤时,潜在的意义或承诺或许会暗淡下去,但我猜它还会再次出现。

　　在空白处画一条你的人生时间线。回首过往,你是否察觉到当中的主旋律是什么?有哪些意义或承诺贯穿了你人生的四季?

　　如果你觉得探索人生主题很有意思,能进一步挖掘的方面有很多,可利用本书末尾参考资料部分的资源进行尝试。

现在怎么做

进一步思考什么对你来说是有意义的。在未来的日子里，你将如何展现那条贯穿于你人生的主线？任何天马行空的想法都可以。在这场探索之旅中，你不一定要实事求是。在下方空白处写作、画画或者制作拼贴画。

迈向明天

你在畅想余生时，或许会产生一种值得深思的反应：恐惧。往前看不是件容易的事，那种感觉过于沉重，那些无限延伸出去的年月仿佛一场无期徒刑。在陷入悲伤情绪的早期阶段，如果另一个伤心人告诉我说，5 年、9 年或者 20 年之后人生就会再次精彩起来，我可能会回答："那不是我的人生，在我身上不可能会发生那样的事。"

听着，人生的重担或许来得猝不及防，有些东西对你而言完全是陌生的，你将如何背负它们现在还不得而知。我们谁也无法未卜先知，想太远的事情毫无意义，你不知道自己将来会变成什么样，你没有足够的信息去做判断。唯有真正走过每一段岁月，事情才会一点点联结在一起。

未来还太遥远，不妨关注当下：此时此刻，在你的脚边，都有些什么东西。所有的兴趣点与意义只存在于今天即可。

设置好五分钟的计时器，在空白处记录下今天对你来说有意义的事情。明天又如何？把你的想法写下来。第二天继续这个练习……然后一直坚持下去。

希望

悲伤和爱一样，有自己的时间线和生长曲线，它是一种自发的过程，你无法全然掌控，你能掌控的仅仅是如何照顾好自己。

与悲伤和谐共处意味着在未来的岁月里，你要找到忠于自己、尊重自己、尊重过去的方法。好好生活不在于你具体做什么，重要的是你如何走进自己的内心，如何去应对当下的人生。

但当你对脚下的路充满不确定时，前路可能并不会一帆风顺，更何况你对于未来会发生什么一无所知。

在这一容易迷失方向的阶段，你更要为自己的人生设定一个清晰的目标：你内心期盼的东西，完完全全属于你的东西。下面的练习将帮助你找到答案。

畅想人生

怀抱着爱，大步向前，而不是"得过且过"，这是个复杂的过程。既然失去不是一个需要解决的问题，那么好好生活应该是什么样子的？在一个完全改变了的世界里，你将如何生活下去？

以这一系列问题为开端，尝试去挖掘在你看来"好好生活"意味着什么，在下面几页写出你的答案。你想要过怎样的生活？

考虑到你必须经历的一切，好好生活需要哪些要素？美好的人生又需要哪些要素呢？

既然你的目标不再是完全消除悲伤，那么伤痛愈合应该是什么样子的？

不管是为了你自己，还是为了他人，你想要成为怎样的人？

你对自己的期望是什么？

你此前从未经历过这种生活，所以在想明白之后，对自己好一点。

　　你可以一次性回答所有这些问题，为自己的人生做一番整体规划，或者每天问自己其中几个问题，看看当天自己的想法是什么。（你也可以通过制作拼贴画的方式回答这些问题。）有很多方法可以帮助你探索自己想要的人生该是何种模样。

未来

对你来说，畅想未来可能不太容易，想要在悲伤中抓住某个切实可触的梦想恐怕也相当棘手。那么不妨让我们尝试去探寻你所期望的一种情绪状态吧，再辅以些许穿越时空的魔法。在这里为未来的自己写点什么（或者画一幅画、制作拼贴画都可以）。你会为未来的自己许下什么愿望？你希望在未来的人生里有怎样的感受？如果你感到无从下笔的话，不妨就以"愿你知晓……"或者"愿你感受到……"为开头。

FutureMe 是一款非常有用的软件，你可以用它为未来的自己写一封信，然后安排寄送日期。如果你选择将对未来的祝福绘制或拼贴出来，不妨给成果拍一张照，发送给未来的自己！

自由地生活

就算你无法以完全积极的态度结束阅读这本书，至少可以满怀希望——因为这是你的人生。

你的人生之旅并没有结束。在这一生当中，你与悲伤、与爱、与你失去的人、与你自己的关系是在不断发展变化的。这里有冒险、有困难，同样也有祝福。你的人生仍旧是一场英雄式的旅途。

在内心深处，你是自由的。自由地享受你的人生吧，尊重你的内心、尊重你的失去、尊重已然发生的一切。

面对生活，就算你感到不公或失去控制（多半它就是不公平和无法掌控的），至少你有选择如何回应的自由。不必受累于大众心理学上的"尽力而为"，你有选择做自己的权利，对外界大声宣布你的"主权"，为自己的人生找到意义和方向。

你的任务是尽可能地照顾好自己，向任何你能够寻觅到的爱、善良与陪伴靠近。经历悲伤就像一场试验，虽然你可能是被迫参与其中，尽管如此，它也不过是一次尝试罢了。你能做的唯有继续去探索前路，连带着爱与失去一起。愿这一路上你能够与快乐、意义和希望相逢。

在本书的末尾，让我再最后为你写几句温馨提示。在你继续探索这意料之外的生活时，愿本书能够带给你陪伴。在最后几张空白页上，写出或画出你对这段结语的感想，或者创作属于你自己的结语。

让我们在柔软与温情中醒来；让我们直面痛苦与爱；让我们的心灵做好准备，去承受，不要抵抗。虽然一切支离破碎，但我们已然身处其中。所以，尽可能让自己的内心变得柔软，拥抱这一切，浸润在其中，安然去接受。

陷入悲伤并不意味着你迷失了道路，悲伤即是你的路。让内心变得柔软是治本之道，你可以期待美好、温和与善良。伸出手，看看你能够抓住什么。敞开心扉，去迎接已经到来的种种。

爱已然到来：爱的到来并非让一切好转，悲伤并不会因此消散，亦不会成为某种理由或借口。它仅仅是出现在这里。

爱就在你身旁，就算你感受不到，就算它仿佛已经消失在你眼前。或许，爱只是改变了它的形式，它依旧和你在一起：它隐藏于一切背后。但其实爱无须这样做，因为它存在于表象之下，存在于万物周围，存在于一切内部。

爱已然知晓一切，它的存在正是为了让你以最好的面貌去迎接未来，以及活在当下。或许它一直都陪伴在你身边，贯穿于你整个人生，它囊括了所有形式，它从未缺席。每一次呼吸你都能够感受到温暖，它环绕着你，包裹你的心灵，握紧你的双手。无法穷尽的爱，无限的柔情。爱就在这里，与你相伴。它为你而心碎，它与你一同心碎。它就在你身侧，分毫不差。你感受着所有的爱。怀抱着爱，与痛苦相逢，我们为爱敞开一切。

然后，我们一次又一次回溯，我们选择活在当下，去感受它，去接受这一切。就算一切支离破碎，我们已然站在这里。

以爱为开端的一切在这条路上继续前行，路就在我们脚下。

愿你知晓爱。

愿你知晓善良。

愿你远离折磨。

愿你在人生的不断尝试中怀抱希望：相信就算爱无法拯救你，至少也会为你提供庇护与归宿。

愿本书能够帮助你找到属于自己的人生。

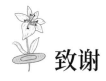

致谢

在我的人生第一次偏离轨道时，我不知道自己是否会喜欢这本书。当整个世界仿佛都被颠覆时，再强有力的支持也无济于事。我希望本书呈现的内容可以帮助到多年前的那个自己，让她感受到这个世界的美好。

我很荣幸能够通过我的"记录下你的悲伤"（Writing Your Grief）系列课程与社交媒体平台聆听和阅读了许许多多悲伤之人的故事。感谢我所有的学生和读者，感谢你们将悲伤与我分享。从你们的字里行间与言语当中，我能够感受到你们对失去之人的爱意，以及你们对自己的爱。我在写作本书时，脑海里会经常想起你们。

在本书的构思阶段，我杰出的赞助人杰恩·阿格纳（Jayne Agena）和"悲伤改革街头团队"（grief revolution street team）的其他成员提供了宝贵的意见。我亲爱的朋友兼同事杰西卡·朱克（Jessica Zucker）博士给了我莫大的精神支持和鼓舞，同时也是她提醒了我，在条件允许的情况下，我可以尝试去挑战自我。我的经纪人戴维·富盖特（David Fugate）一如既往地提出了许多理性的建议。萨曼莎·布罗迪（Samantha Brody）博士为我所有的讽刺挖苦与吹毛求疵找到了一个宣泄口，同时她也是我的"质检员"。麦卡（Maika）和齐（Zee）负责维持我们"悲伤改革"总部的日常运转，以便我可以专心投入本书的漫长写作当中。

正是因为有你们大家，本书才能最终成形，在此我表示万分感谢。

按惯例，我还要感谢 Sounds True 团队全体成员，感谢纳亚·伊斯梅尔

（Naya Ismael）为本书绘制的插图。我们一同创作了非常棒的作品。

在写作本书最后这部分内容时，我脚边围绕着一只活力满满的小狗。许多年前，马特和我领养了我们的第一只狗。如今，马特和我养的第一只狗都已经离开了好久，仿佛一眨眼即是永恒。快乐终究会再次降临，尽管是以不同的形式，在不同的时间节点。无论这背后有着什么样的因由，我的内心都充满了感激。感激所有这一切。

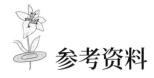

参考资料

支持组织

值得注意的是，如今为悲伤之人提供帮助（而非将其视为某种需要治疗的疾病）的组织依然供不应求。当我们不断开启有关悲伤现实的全新对话时，新的支持服务也会陆续出现。下文列出了为不同类型的失去提供帮助的优秀组织。你可以逐一进行浏览，直到找到最适合自己的。

Speaking Grief 提供了美国公共广播公司（PBS）出品的同名纪录片，以及其他可以帮助我们缓解悲伤情绪的资源。

The Dinner Party 为全球 20～30 岁失去父母、配偶、孩子、兄弟姐妹或密友的人提供了一处集会场所。

The Dougy Center 提供支持与资源（包括适合青少年的悲伤处理手册，以及为学校和悲伤家庭提供的信息／资源包）。

Modern Loss 收录了经历过不同失去的悲伤之人撰写的优美散文。

Soaring Spirts International 为丧偶人士提供资源与互助。

The Trayvon Martin Foundation 为因枪支暴力失去孩子的家庭提供情感和财务支持。

工具、建议和深入指导

完整的法律文件就像你为爱人写的情书，它可以帮助你做出决定，同时减少冲突（减轻那些不必要的折磨，虽然它可能并不会治愈你的伤痛）。你可以阅读夏内尔·雷诺兹（Chanel Reynolds）所著的《最重要的事》（*What Matters Most*）一书，寻求切实可行的建议、清单列表和小窍门，以便完成涉及临终规划的一整套事务，例如遗嘱、预先看护安排、数字账户的管理规划等——所有那些你内心抗拒但又不得不去做的事情。

你可以访问凯特·肯菲尔德（Kate Kenfield）的同名网站，寻找有关照顾好自己的详细计划和出色的共情训练工具。

第 65 页字谜答案

```
F L E K N S G U B K O I C T R E E A H X S R Y
P T E A D O J L I A W F O U N D H E A R T S A
E S U P P O R T T E F A O K N I G W B C V E L
V L U E R D X M L K E M H N E O P N J S E T C
O T V H I N E A P S I E W S D N T U Y X B M
M H R S E P M N T L C L W L K R O I L F C L E
I T S O K A Y T H A T Y O U R E N O T O K A Y
S D L R U L C M E T S W Q Y C S I D B I E N C
B C E L R U C V I O T V Y A T U Z N E R K J
J S E L U E R D X T U Y T R O S R D R X N E U
U Y P K O I C T R U S U W C L Y N J C W I T F
L F M P W G W B L D A J S E T E G U W H C F E
R L O N I P N J P E P M U N S A H I N E M O S
B V R O L N T U B S A D W S H R L E T W L R C
L M E M O R Y F O B U A H M N S O P N J K T Y
K O I C V G E E W H J R U E R D X C V H I N E
I G R I E F V S F S O K V H I C E X R L E P M
E E T W Y G E C E R S H R S E P T U E R O X T
D P N J O U R S S I R U T R L E A W H I N V D
R C V H U O L L C E B M O I C T W R S E P M E
E W S D N W N E X R C O N N E C T I O N A Z P
T R E E S E P M U E R R I M H R S E P M N T S
```